中医·人文·护理

李丽萍 何文忠 编著

北京大学出版社
PEKING UNIVERSITY PRESS

图书在版编目(CIP)数据

中医·人文·护理/李丽萍，何文忠编著. —北京：北京大学出版社，2015.5
ISBN 978-7-301-25826-2

Ⅰ.①中…　Ⅱ.①李…②何…　Ⅲ.①中医学－护理学　Ⅳ.①R248

中国版本图书馆CIP数据核字(2015)第094398号

书　　　名	中医·人文·护理
著作责任者	李丽萍　何文忠　编著
责 任 编 辑	赵学敏　吴坤娟
标 准 书 号	ISBN 978-7-301-25826-2
出 版 发 行	北京大学出版社
地　　　址	北京市海淀区成府路205 号　100871
网　　　址	http://www.pup.cn　　新浪微博:@北京大学出版社
电 子 信 箱	zyjy@pup.cn
电　　　话	邮购部62752015　发行部62750672　编辑部62756923
印 刷 者	北京溢漾印刷有限公司
经 销 者	新华书店
	720毫米×1020毫米　16开本　11.25印张　150千字
	2015年5月第1版　2015年5月第1次印刷
定　　　价	28.00元

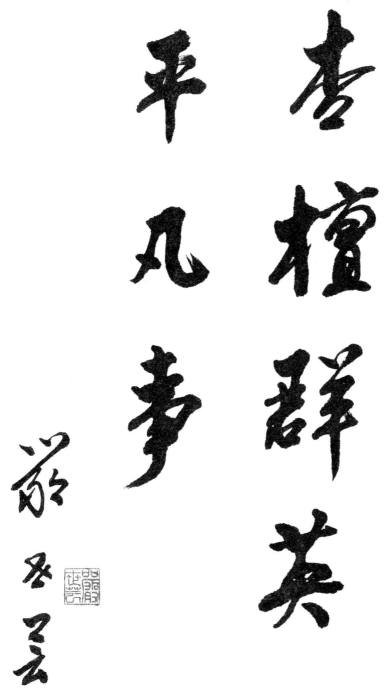

杏檀群英

平凡多事

严世芸

注：严世芸（上海中医药大学前校长，终身教授，国家级教学名师）

编委会（按姓氏笔画）

凝练护理人文之美（代序一）

护理，是一门首善于人的学问。人，是护理工作的核心所在，因此，以人文的方式来叙述这门关爱人的学问无疑是颇为妥帖的。

欲谈人文，不妨先从文字入手。试拆析"护理"的"护"字，其部首组合意寓"着手于门户"之义，可见护理工作不仅仅是面向患者一个人，还要延及其家人、朋友乃至整个社会关系。中医也是"爱人"之术，《备急千金要方》中有提："医者当'见彼苦恼，若已有之，深心凄怆，勿避险巇、昼夜、寒暑、饥渴、疲劳，一心救赴，无作功夫形迹之心'。"因此，当"中医"与"护理"相遇时，尤能彰显出医护工作的精髓——妙手仁心，皆为助人。

翻阅全书，我很高兴地看到护理同人们在护理人文教育中所做出的努力。书中所及人文之意不仅惠及病患，更是满溢于老一辈护理人的成长历程之中，从而让学生感悟护理人文教育的目的是不仅要学会爱人，还要学会爱己。

几位护理前辈的事迹虽平凡却能启人深思。时代特色、成长经历使得她们对病人的人文关爱成为其职业发展中水到渠成的事情，但是她们习以为常的琐事却能够成为今天珍贵的教育素材，这就是叙事教育的魅力。

从书中罗列的桩桩小事中，我们还能读到老一辈护理人的职业追求。一如作家海塞所言："人当然有一个生活目标，有自己喜爱的梦想，但人总是要显得自己不可缺少，而且为了在生命的旅程中不因错过一日路程而内疚，常常觉得有必要躺进野草中哼上一句诗，无忧无虑去享受现实生活的可爱之处。"本书中的护理前辈就是这样一群人，她们有追求，同时明晰自己的社会价值和能力，并且能在工作与生活中寻到一片愉情悦己的闲暇空间，从而将诸多难为之事变作可为之事，足可为莘莘学子之典范。

纸短言长，难尽衷情，唯愿同学们带着护理教育中所得到的关爱与优雅，走进病患心间；愿同学们在若干年后的每次回忆，对生命都不感到负疚！

上海中医药大学副校长　胡鸿毅

2014年9月于上海

敬畏生命，关爱他人（代序二）

　　也许是出自对护理专业学生人文关怀品质的成长与培育的关注，我欣然接受了上海中医药大学护理学院李丽萍老师为《中医·人文·护理》写序的邀请。我虽不懂中医，但对祖国医学的浩瀚精深尊崇倍至，对历代中医名家的崇高医德感佩于心。四年前，当来自该校护理学院的陶莹老师成为我的博士生时，我就希望她能在培育学生中医护理人文底蕴、传承中医护理文化方面作些有意义的探索。于是我们依据上海中医药大学教学改革的总体思路，确定了构建以吴霞为例的中医护理工作室这一新型教学形式作为其博士论文选题，并曾设想当她博士毕业时，能够完成一本中医护理名家访谈录。所以当我看到《中医·人文·护理》终于正式付梓时，由衷地为她们高兴。

　　近年来，随着医患关系日趋功利化，医患纠纷愈演愈烈，社会对医学人文教育缺失的指责此起彼伏。作为护理专业的老师，如何从护理教育的源头去有效地培养未来的护理人员敬畏生命、关爱他人，进而重建学科精神和职业价值成为我们在教育教学中经常思考的问题。然而精神、道德和情感的教育与认知的教育有着很不一样的运行机制和策略方法，需要我们去探索、去挖掘、去创造。所以当我看到《中医·人文·护理》读本时，内心的欣喜是可想而知的。

　　相比于西医护理，中医护理具有更醇厚的文化积淀。中医护理的传承不仅是中医护理知识技术的传承，更是其文化神韵、人文底蕴的传承，而这种传承除了承载中医护理知识和技术的各层次教材外，还需要其他更能够打动学生心灵的东西。《中医·人文·护理》正是这样一本可以打动学生心灵的读本。自古以来，中医名家的思想和业绩都具有震撼人心灵、启迪人思想的力量，然而随着时空的延伸和扩展，这些榜样的感染力逐渐减弱，很难使生活在现代的护理专业学生产生效仿的欲望。他们需要时代的道德榜样和专业楷模，需要有来自同时代的精神感召和思想启迪，《中医·人文·护理》正是提供了这样的薪传之火。吴霞、彭佳珍、李雅琴、童莉莉、于淑钊、钱娴，六位上海市第一代中医护士用她们的学识和智慧、人生经验很好地解读了什么是护理的人文情怀。她们用饱含生命情感、执着追求的职业人生故事，由事入理，情理交融，传递的中医护理的文化精魂，展示的中医护理的人文之美，必将照亮新一代护理专业学子的前行之路。

20世纪90年代，以质性研究为基础的教育叙事研究开始在我国兴起，但运用到护理教育领域尚是近几年的事。很高兴地看到上海中医药大学护理学院的老师们成功地运用教育叙事研究的方式完成了中医护理人文教育和文化传承的双重任务，在点化学生生命的同时，也实现了自己的专业素养的提升。

最后，我想强调的是，护理人文教育，特别是浸入学生灵魂的护理人文教育绝不是短期能见到成效的，需要有上海中医药大学护理学院老师们这种源于护理人文情怀的以苦为乐、长期耕耘、锲而不舍的探求精神。我相信，只要我们保持敬畏人性、敬畏文化之心，护理人文教育这一充满情感和魅力的领域一定会结出更丰硕的果实。

第二军医大学护理学院教授　姜安丽

2014年秋于上海

卷 首 语

　　《中医·人文·护理》终于和读者见面了，两年编写过程中的点点滴滴使我们感触颇深，借出版之际，拟将编写本书的缘起和过程与大家分享。

　　2010年的春天，"中医人文护理吴霞工作室"在上海中医药大学"5·12"护士节庆典上正式揭牌。构建中医人文护理工作室不仅是我校中医护理研究工作的延续，也是探索中医院校人文护理教育形式的尝试，这在全国尚属首创。护理的发展靠教育，教育的本质在人文。传承与发展中医人文精神是工作室的核心任务，如何使工作室发挥名副其实的作用是专业教师们所面临的新课题。于是，一群致力于中医护理发展的教师开始以工作室的形式进行护理人文教育的研究与实践。在吴霞老师的倡导下，工作室开设了以上海第一代中医护士为主体的"中医护理名家"工作坊，定期邀请各位前辈参加名师名医中医护理文化论坛活动。中医护理诞生于中医文化，在它的起步和发展阶段自然融合了"仁爱、和谐、天人合一"的中医文化思想。文化与职业的相互渗透与有机结合，形成了中医护理的职业特点，并且体现于中医院护士的职业行为中，各位中医护理前辈的言谈举止便是很好的典范。在与专家的谈话中，我们时常感动于她们不自觉间流露出的"宽容为怀，锲而不舍，关爱相助"等心灵气息，这些是她们在长期的中医护理工作中所养成的职业姿态与品格。分享的渴望萌生于感动之中，我们由此产生了为所有护理人留住这份精神财富的想法。我们期望以手中之笔真实地记录下我国第一代中医护士所讲述的职业故事，记录下令人动容的每个瞬间，并努力从点滴细节处解读蕴藏其间的职业情怀，这是历史责任，我们欣然担起。

重责在肩，不免心生忐忑。如何能够真正编写出既反映平凡护理人生故事，又能对读者产生人文护理影响的教育读本，于我们而言，是一项全新的挑战。正当大家踌躇起笔之时，学校教师发展中心组织的一次"教师叙事研究"讲座给我们很大启发。魏建平主任根据我们的请求，特别邀请《教师专业发展的叙事研究》一书的作者仲丽娟老师为我们编写团队进行了针对性的指导。几经思量，我们最终确立以上海六位第一代中医护士的职业经历为基础，采用叙事研究的手段，以读本的形式呈现我们的研究成果。希望读者能从这记录着六位中医护理前辈人生与职业经历的读本中感受真情、体会人文、引发思考。

自2012年秋天起，我校6位护理专业教师和14位在校学生共同参与读本的编写。我们通过专家访谈、小组座谈、专题论坛等形式收集整理吴霞、彭佳珍、李雅琴、童莉莉、于淑钊、钱娴六位护理前辈的资料。由于读本结构的特殊性和编写要求的原创性，师生们投入了大量的业余时间。为了不影响前辈们的生活起居，大家挤出业余时间到她们家中进行访谈。为了真切表达前辈们的内心想法，我们经常在夜深人静时仍要对访谈资料推敲斟酌。访谈便是学习，写作更是受教育，前辈们对护士职业的热爱之情和对病人的关爱之心使我们的思想深处为之震动，使我们的灵魂缝隙得到洗礼。重温前辈们的职业故事为我们师生补上了一堂人文护理大课，在这两年中，教师的人生价值观得以完善，学生的职业价值得以塑造。编写读本不仅使我们有机会学习和实践了叙事研究方法，提升了教育研究能力；同时，促使我们对中医人文护理教育的意义以及如何开展人文护理教育进行了新的思考。每每合上书稿，总觉得对前辈们的职业行为有了更深的理解，与她们的职业情感又走近了一步。执手记载着前辈们"既然选择，无悔付出"的职业人生故事，浸润着编者们"努力传承，弘扬人文"汗水的书稿时，心中油然而生的是感激。两年来，护理学院一如既往的支持为大家增添不少战胜困难的信心，前辈们的鼓舞、各位专家学者的热心帮助使本书的编写不断接近我们的初衷。

　　感恩于编写期间所收获的鼓励与成长，不禁想起明朝张羽的诗句："寸心原不大，容得许多香。"希望读者能由这一纸书稿中嗅到人文护理之春的气息，期待能够在"传承人文护理"教育中觅得志同道合的朋友。

　　　　　　　　上海中医药大学护理学院　李丽萍　何文忠
　　　　　　　　2014年7月于上海

目　录

灵素五味倡仁爱

——中医护理专家吴霞叙事故事

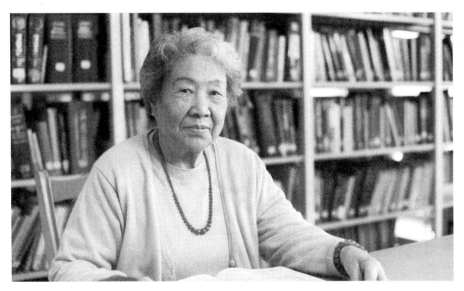

◆吴霞老师

专家寄语

我说不出感动人心的豪言壮语，也讲不出深奥的道理。中医护理学科要发展，首先应重视中医护理科研，坚持实事求是的科学态度和优良的作风，传承和弘扬中医护理，遵从中医"整体观""天人合一"的理论，辨证施护，未病先防和既病防变，三因制宜等护理原则。突出护士本身的职业技能，道德，奉献精神，善于观察，从人性角度出发，提供个体化服务。关注病人、尊重病人，关心身边的人。自觉地把专业技术和人文素质关怀有机地融合到护理服务之中。对中医文化的传播始终遵循继承而不泥古，发扬而不离其宗的原则。应用先进高科技仪器设备，坚持科学发展。以奉献求实、协作和谐的团结精神，为开拓创新做出应有的贡献。

吴　霞

2014年8月26日

专家小传

　　吴霞，江苏省海门市人，出生于1931年3月29日，1953年8月毕业于江苏省南通护士学校，先后在江苏省海门市人民医院、上海市第十人民医院从事临床护理工作。1959—1988年一直在上海曙光医院工作，其间担任过急诊科、内外科、小儿科的护士长；1983—1988年任曙光医院护理部主任；1988—2003年任上海中医药大学护理研究室主任。1978年她被评为上海市三八红旗手，1981年被评为上海市优秀护士，1991年被评为全国优秀中医护理工作者，1995年被提名为"35届南丁格尔奖"候选人。

专家印象

　　认识吴霞老师（以下简称吴老师）是在大学的一次学术研讨会上，听到有位专家用"老法师"来称谓吴老师，这给我留下非常深刻的印象。我想，她一定是位精通护理工作，备受大家尊敬的行家里手。后来，每年护理学院举办的"5·12"护士节庆祝活动上也常能见到吴老师，看得出她非常珍视与护理专业师生见面的机会。活动日那天，她都会早早来到学院，认认真真穿好护士服。在活动现场，我坐在台下看着她为莘莘学子领誓和授帽时的庄严神情，总能感受到她对晚辈们的浓浓信任与期待。

　　第一次访谈吴老师是在她的家里，按响门铃后，在吴老师亲切的招呼声中我们忘掉了陌生，用她递上的热毛巾擦把脸又使我们感受到了温暖。虽然多年腿疾给她的行动带来不便，但吴老师热情开朗。她及时而

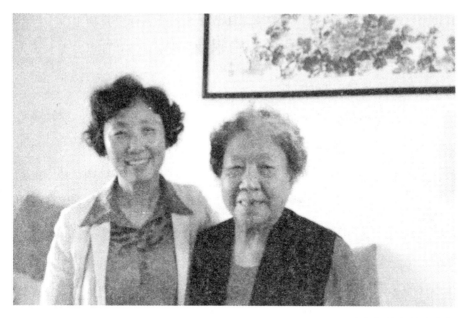

◆本文作者与吴霞老师

又准确地回答各种提问使我们忽略了她的高龄。和吴老师在一起交流的内容和气氛就仿佛她从来没有离开过护理岗位，仍然是行进在我们队伍中的一员。

在访谈吴老师的过程中，她爱岗敬业的故事使我们理解了一个好护士应有的作为。每次吴老师回忆过去的经历时，她总是将所取得的工作成绩归功于昔日老师的教导和同事们的帮助与支持，她说，"工作要靠同志们一起做，事业要靠同人们一块儿创。"看得出"大家"在吴老师心目中的位置。吴老师在近五十年的护理生涯中取得了很多成就，然而她在与我们谈话时却处处显出平易和坦诚。捧着吴老师为访谈计划精心准备的翔实材料时，我感受到她严谨求实的工作精神。从吴老师慈爱的目光中我们明白了"想做好一件事就要舍得付出"的道理。很庆幸能有与吴老师面对面交流对护理工作的认识和分享护士职业情感的机会。在记录吴老师的职业故事的过程中，不仅学到了她丰富的护理工作经验，更懂得了她充满人文护理的情怀。

一、护士是一个帮助人的职业

1. 懂得感恩是帮助的开始

吴老师是中华人民共和国成立后，江苏南通护士学校第一届护理专业毕业生。谈起自己的职业选择，吴老师总是自豪地说："我喜爱护理工作，虽然做护士很辛苦，但我不后悔，回头看这几十年在护理工作中的经历、付出和收获，我觉得都很值得。我们那个年代选择工作多数是受家庭影响。我的二嫂是医院里的助产士，她对医院护理工作的描述，让我觉得做护士是一个不错的选择。我们家里子女多，父母很辛苦。我想，护理是技术性的工作，读护士学校毕业找工作容易，工资收入也稳定，自己早点独立就能减轻家庭的经济负担，而且做护士以后帮助和照顾亲人也方便。当时大家的生活条件都比较艰苦，父母愿意支持我继续读书，心里很感激，也比较懂得珍惜。"

感恩是中华民族的优良传统和美德，它凝聚着爱、责任、奉献，不仅具有强大的精神影响力和行为塑造力，更是推动一切事物和谐化的力量。感恩让人的内心萌生责任意识，懂得感恩的人时时感到对工作、对家庭、对亲人、对朋友的责任，正因为担负着这样或那样的责任，我们才会对自己的行为有所要求和约束。职业必定影响个体的人生轨迹和内容。当年，吴老师将"感恩与帮助"作为她选择护士学校的理由，她很自然地将是否能回报父母的养育之恩，能不能帮助那些需要帮助的人，作为衡量自己行为的尺度。在护士学校学习以及在后来的临床护理工作中，她人生的初始目标与护士的职业目标不断重合，她时时体验到感恩的欣慰和助人的快乐，并从中获得继续前行的鼓励，于是，感恩与帮助逐渐变成她职业人生的主旋律，成为促使她步步走上优秀护士道路的根本动因。

2. 护士的端庄、优雅也是帮助

南丁格尔创办护校时，她视护理为"艺术"的理念渗透在护理理论的构建和护理实践的指导中，护士的言行举止是护理基础教育的重要内容。端庄、优雅是对护士职业形象的要求，它需要在长期的职业生涯中培养与磨炼。在护校的学习中，站如松、坐如钟、行如风、卧如弓；说话轻、走路轻、举放轻、关门轻等被列入护理专业学生的基本训练内容。吴老师回忆说："我们考护校时要求很高，身高要160厘米，五官要端正，体型要匀称，那时大家都称呼我们为护士小姐。开始学习护理操作时，我们先进行护士的形体和动作训练，如护士标准站姿，头正、颈直、目光平视……练习时老师非常严厉，有些同学回到寝室就叫苦连天，还有同学因受不了训练时的艰苦最后退了学。我那时不怕苦，我觉得只有刻苦练习，我们的言行举止才能符合护理专业的要求，护士的工作才能让病人感到舒心。"吴老师的话使我想起自己读书时，班主任朱瑞华老师的一段话："护士的言行举止也是帮助，它从某种意义上能影响到病人的生命走向，试想，当一位生命垂危的病人竭尽全力睁开双眼时，看到的是一位举止优雅、言语悉心的护士，或许会给病人增加求生的信心和动力，即便是他已走到了生命的尽头，也会带着欣慰离去。"护士的言行举止不仅需要专业教育，更需要个人的平时养成。有学者这样评述："姿势是一种身体语言，一个人的精神面貌、素质教养，都可以从经意或不经意的姿势上看出端倪。要想使自己的姿势更优美动人，更大方舒展，更有人格魅力，那还需要在别的方面多下功夫，譬如学识、修养、操守、风节等。"正是陆放翁所言："工夫在诗外。"

吴老师在谈到护士的素养教育时说："读护校时，老师也很注意对我们内心的教育，隐忍是老师经常向我们灌输的一个重要理念。启蒙老师告诉我们，护士要学会忍耐，要学会包容、体谅病人的不当行为。"吴老师刚分配到医院工作时，有一天中午发药，三床的张老伯忽然用拐杖敲着她的后背说："快把我的药给我！"这个举动会让任何人都感觉不舒服，但是，吴老师克制住自己的情绪反应，她自言自语说："他是病人。"后来张老伯来找吴老师道歉，吴老师笑着对他说："您是病人，我能谅解。"护士的隐忍意味着需要放下身姿，牺牲一些个人利益，其结果是赢得更高的职业荣誉。隐忍是对他人予以更多的理解，隐忍是一种境界，隐忍也是专业的换位思考。当病人的需求得到满足并获得关怀和护理时，病人的情绪就会稳定、会有愉悦感。当护士的护理干预行为产生积极效果时，护士会产生成就感。"赠人玫瑰，手有余香"，良好的职业修养所构建的温馨护理氛围，不仅能惠及病人，对护士而言也是职业滋养。

3. 护士作为帮助者应学无止境

医学名家裘法祖先生曾说："做人要知足，做事要知不足，做学问要不知足。"选择做医生和护士这个职业，同时也连带选择了终身学习，因为医学的发展突飞猛进，不学习就跟不上，就不能为患者作出最合适的抉择。爱学习是吴老师的一大优点，"护士不仅要思想好，技术也要过硬"是吴老师常挂在嘴边的一句话。护士为病人提供的是专业帮助，护士的专业知识与专业技能决定帮助的能力。

吴老师护校毕业分配到江苏省海门市人民医院工作时的一个经历一直印在她的脑海里。那天吴老师上夜班，年轻的值班医生给病人开了5%普鲁卡因，吴老师认为普鲁卡因的常用剂量是0.5%，她的疑问却被医生否认。去药房取药时吴老师又提出询问，药剂师也认为这个浓度有问题，但医生仍然坚持原处方用药剂量，结果病人用药后很快出现抽搐，经抢救无效而死亡。那位医生因此受到法律的惩处。尽管，吴老师是按照医疗常规做了职责范围内的工作，但事后她心里很不平静，常在想，如果我们的医护之间能再多些沟通和反思，或许能让患者得到更多些生命的保障。这次特殊的职业经历，对吴老师而言成为终生难忘的警示，她在以后的临床护理工作中，一直坚守"病人安危最先，病人利益至上"的专业行为准则，同时，也以此作为促进自己不断努力提高专业知识和能力的动力。

1955年吴老师离开海门，随爱人周医生调入上海市第十人民医院，她说："从小地方的小医院，到大上海的大医院，对我而言是一次人生转折，更是一个职业的挑战。"刚到第十人民医院上班时，她被分配在外科病房。当时，医院的内外科就在一个四合院里，有80张床位，内外科相对分开，共用一个护士办公室。刚到一个新环境，很多病种在海门时没有见过，再加上护理常规比较多也很细，吴老师的压力很大，好在她动手能力比较强，做事认真不敷衍，碰到不懂的事情就虚心向他人学习，晚上下班回家，周医生也常帮她补课，因此适应得很快。护理部李文英主任挺喜欢吴老师这股不怕苦的劲儿，多次表扬吴老师，并告诉她趁年轻，要多学习。吴老师心里很清楚，自己要想真正融入新的医院，并在专业上能立足和谋求发展机会，就需要不断用知识充实自己。所以，继续学习的愿望在她心里与日俱增，当领导找吴老师谈话，她总会说，自己现在的知识不够用，希望有机会再读点书，现在非常需要充实自己的理论知识，提高与病人的沟通能力，解决在护理工作中只知其然而不知其所以然的局限性，这样的护理工作才能让病人满意。正好当时她所在的医院办了一个"红专夜大"，在爱人的鼓励下吴老师报名参加了。在和我们谈起当年读夜校时的情形时，她说："我们那时读书完全是利用自己的业余时间，晚上下班后连饭都来不及吃就要去上课。开始读夜校时我正好怀孕5个月，孩子出生休完54天产假，就把孩子送回扬州请婆婆照看，自己又投入学习中。"那时对一个临床护士来说，有这样的学习机会很不容易，为了工作和学习两不误，就得比别人多吃苦。虽然三年的"红专夜大"几乎占去了吴老师所有的业余时间，但每次回忆自己那三年的夜校生活，她的脸上总堆满了笑容，嘴上连连说值得。

随着医院从西医到中医性质的变化，护理工作也不断遇到一个个新问题。吴老师回忆："记得曙光医院刚组建那会儿，我巡视病房，一位病人让我帮她看舌苔，我一看她的舌苔又厚又黄，我那时不熟悉中医，自然无法解释其舌苔反映的病症。正当我不知如何是好时，中医名家张伯臾老先生经过这里，我连忙上前请教。他走过来认真看了病人的舌苔，又仔细询问病人的饮食情况后说，这是病人早餐中的腐乳留痕，就是我们常说的假苔，接着，张老又很耐心地解释了中医诊断中望闻问切的重要性。"这件事对吴老师的触动很大。当时病房里多数病人是接受中医治疗，病情变化与治疗反应要靠护士观察，护士不懂得基本的中医理论与方法，别说发展中医护理，就连基本的工作都完不成，于是，学习中医基础就成为她的下一个目标。从那时起，吴老师学习和实践中医理论与技能的路一直走到了今天。她告诉我们，刚到曙光医院工作的前十年是适应临床护理工作，学习中医基础理论和技术的阶段，20世纪70年代初国家大力发展中医的客观要求，为她创造了很多运用中医辨证施治的实践机会。

　　1979年改革开放之时，她积累了近二十年的临床护理经验有了用武之地。吴老师说："肯学习，重思考是提升临床护理水平关键所在。记得70年代末，我在五病区做护士长期间，一天中午，值班护士对我说，7床殷老伯有抽搐症状。他是一位糖尿病病人，我马上赶到床边观察病人的情况，病人的家属告诉我，这几天他的胃口不好，中午吃了降糖药（D860）后没吃任何东西。我认为病人的这些症状可能与血糖有关。于是，一边让护士去通知值班医生，同时给病人抽血测试血糖（那时没有血糖仪），接着又给他静脉滴注5%葡萄糖溶液。我当时想，无论病人是脑血管问题还是低血糖问题，建立静脉通路都是当务之急。主治医生来看病人后，推测脑血管意外可能性大些。我对医生说，'已经给他抽血化验血糖，你看还需要做哪些处理……'后来科主任检查病人的情况后同意我的判断，我们又给病人喂浓糖水，病人的神志渐渐恢复了，还轻轻地喊我护士长。化验结果病人的血糖报告为1.7mmol/L。"临床护理工作中，像这样护士依靠临床经验和专业知识解救病人于危难的例子举不胜举，然而，关键是如何使每一位临床护士都能重视自身专业知识和能力的提高。吴老师认为，作为护士长应该在学习上带头走在前面，所以，她不仅自己努力学习和实践中医护理理论和技术，同时，积极将自己的实践经验和体会撰写成论文与同行分享。自1981年《中西医结合抢救重型中暑病人46例护理小结》发表在《中华护理杂志》开始，她在各种护理学术会议和专业期刊上发表了8篇论文。吴老师对中医护理学的观点和思考，对中医护理领域产生了很多启示性影响，特别是在她的带领下，《实用中医护理学》在中国医药出版社出版，更是吴老师集一生对中医护理的学术认识的总汇。有关专家对《实用中医护理学》予以很高的评价："对于中医护理临床和教学，具有独特的开创性意义，填补了中西医结合领域中中医护理方面的空白，是有创见性的著作。"

我国第一位南丁格尔奖章获得者、中华护理学会前理事长王琇英老师，曾以"患者无医，将陷于无望，患者无护，将陷于无助"来概括护士职业的意义和护理工作的社会价值。吴老师说，从选择护校开始，其实就是选择了一条"放下自我为他人"的道路，这一路走来不轻松，但我觉得这就是我想要的。帮助是吴老师选择护士职业的原动力，随着她的成长，"人人为我，我为人人"逐渐变成为她职业行动的指南，她将护士理解成为是帮助人的职业，为了帮助病人，她一步一个脚印将自己打造成为一名实干型的专业帮助者。

二、护理工作中饱含了人文关爱

1. 责任感是关爱的基础

"忠于职守，悉心照护"是南丁格尔对护理工作责任的概括。一个人责任感的强弱直接决定他对待工作的态度，而一个护士责任感的形成并非一日之功。回想自己对护理工作的认识过程，吴老师说："在护校学习时，启蒙老师告诉我们应该把南丁格尔作为自己一生的榜样。毕业实习那个医院的护理部顾念祖主任严肃地对我们说，'虽然你们现在只是实习学生，但你们要时刻记住护士的职责是为病人服务，要学会对病人负责任。'"吴老师还说："刚从护校毕业时，我们能谨记老师们的教导，认真按照护理常规和要求去完成临床护理工作，然而，真正对护理工作的理解和职业责任感是在长期护理病人过程中慢慢养成。我在海门市人民医院曾经护理过一个剖腹产的病人，她当时看我的眼神一直留在记忆里。那个病人因手术后受凉感冒，咳嗽得挺厉害。我夜班查房时，病人喊肚子痛，我一看是腹部切口裂开了，渗血已湿透了辅料……"产妇受吴老师的神情和家属的惊讶声的影响，情绪也变得紧张起来，她惊慌的眼神使吴老师第一次意识到了生命守护者的责任。那时病房的护理条件比较简陋，吴老师一边用隔壁空床上干净的枕头捂住病人的腹部伤口，一边让家属跑去找医生，经过医护人员的及时处置，病人腹部的伤口重新包好。吴老师说："当我看到产妇的眼神转惊为安，我高度紧张的神经也放松了下来，我知道在病人需要护士的时候，我做了护士应该做的事情。这次救护过程让我体验到了责任二字的分量。"

医学是一门关于不确定性和可能性的科学，这不仅让医护人员每天面对挑战，同时也体验着快乐。美国举办的一次《在这个世界上谁最快乐》的有奖征文，列在最佳答案首位的是：历尽风险开刀后，终于挽救了危及患者生命的医生。正如有学者这样说道："医护工作者是在探索中经历痛苦，在发现中回味快乐；在救治中承受压力，在康复中享受快乐；在合作中体会宽容，在理解中品尝快乐；在研究中耐受寂寞，在成就中升华快乐。"

救死扶伤是医生和护士的天职，病人能够转危为安，传递给医护人员的是正能量，这种职业鼓励能增强他们对职业的认同感。1960年的一天，吴老师在急诊科值班，一位女病人艰难地走进来，主诉小便解不出，看上去很痛苦。她在为其检查时发现病人的膀胱胀满，立即给病人实施导尿术。然而在操作中导尿管始终插不进尿道，感觉有块尿路结石堵在尿道口。病人的呻吟声使吴老师很焦急，她凭借自己的临床经验，小心地用血管钳用力夹碎了石头，这时，积聚在膀胱里的尿液直喷而出，溅了她与护士张月梅两人满头满脸，当时的情形很尴尬，病人哭着说："哦！护士长，你救了我，谢谢啊！"台湾大学护理学院赵可式老师在她的《送你走完最后一程》一书中这样写道："别轻视我们日常为病人做的一些看似简单的生活护理，那是护士手中的一块王牌，护士为病人解决的是生存之需要。"

吴老师告诉我们："1974年的秋季，病房里住进一位开放性肺结核病人，咯血不止。当病人吐出几块淤血后，突然满脸涨得通红，口唇紫绀，双手在胸口乱抓。"凭借多年临床工作经验，吴老师判断病人是由于淤血血块堵塞气道导致窒息。病情危急，生死一线，她毫不迟疑地走上前去，将病人改换体位，头低脚高，一边使劲地拍揉病人的背部，一边小心掰开病人的口腔，硬是用手把淤血块从病人的喉咙口抠出来，顿时病人一口鲜血喷向了吴老师。尽管吴老师清楚结核病人在活动期传染性最大，但她更明白作为一名白衣战士，当病人危在顷刻之间时不能犹豫。吴老师说："因为你是护士，护理工作就是解救病人脱离病痛，这就是护理工作的价值所在。"

2. 良性护患关系释放关爱

构建和谐的护患关系是实现优质护理的必要条件。近年来，不正常的护患关系给护患双方都带来了损害。吴老师说："处理好护患关系关键在护士。从1953年护校毕业后，直到1983年担任曙光医院护理部主任之前，我一直在临床病房工作，这三十年我最大的收获是了解了病人，并且和他们建立了感情。我知道病人的疾苦和需要是什么，用今天的语言来说，我懂病人,这是构建良性护患关系的基础。"吴老师用自己的临床护理经历揭示了构建良性护患关系的核心要素。

(1)平等,彼此尊重

吴老师告诉我们,20世纪80年代,曙光医院创建上海市文明医院时,护理部推行文明用语,要求护士每天早班要轻轻地走进病房,做晨间护理时要微笑地向躺在床上的病人说一声"病人同志您好",接着病人也说:"护士同志您早"。在晨间护理过程中,虽然"您好""您早"看似普通的语言,却打开了护患心灵之窗,表达了彼此的尊重。其实,一声关爱的问候,递一下水杯,摆一下拖鞋,掖一下被角,有时甚至是在病床前多停留几分钟,就足以让患者感到温暖。吴老师认为,护患关系的主动权在护士,护士对病人的关爱应贯穿在护理工作的始终。吴老师回忆道:"1965年,在曙光医院急诊室担任护士长期间,医院旁边的一条小马路经常聚集着几个闲散的无业青年,过路人一般都不太会正视他们。有一次我路过那里时看到他们中的一个人的脚受伤,我把他们叫到急诊室,帮助伤者处理了伤口。当时,旁边有人说别管这些不务正业的人。我心里不这么想,我是护士,无论谁有病痛我都应该帮助,对待病人要一视同仁。""不论穷富,职业高低都要一视同仁提供护理帮助",这是我们的毕业誓词,记住它不困难,但真正做到并不容易。吴老师没有因为伤者的社会地位轻视他们,而是以护士的仁爱之心温暖他们的心灵。又有一次这几个人在路边打架斗殴,没有人敢去劝阻,吴老师路过时对他们说:"你们在干嘛?又要给我拉生意啊?"他们立刻就收手了。吴霞老师用幽默和善良的言语,制止了他们的不当举动。台湾作家刘墉在《冲破人生的冰河》一书曾如此言:"施于人,但不要使对方有受施的感觉。帮助人,但给予对方最高的尊重。这是助人的艺术,也是仁爱的情操。"

(2)真诚,相互信任

吴老师说:"20世纪70年代末,急诊室留观了一位因肺部感染急诊入院的脑淤血后遗症病人刘老二，在静脉点滴鹿蹄草素过程中死亡。家属对医疗过程有些质疑，要求医生解释病人的死亡原因。我告诉病人家属，鹿蹄草素是安全的，我们有上千例病人的临床用药观察，导致死亡的原因应该是病情发展的结果而不是药物的副反应。但是家属怀疑是医生用药问题，所以，家属提出要医生自己用药。看到这个情形，我上前说我来用药吧，病人的儿子说，护士长你的服务态度很好，不要你做实验。我说医生还要管其他的病人，如果让他躺下输液那会耽误别的病人。对于我的这个举动，当时来解决医患纠纷的人事科陈科长说，吴霞别开玩笑了，我说只有这样才能消除病人家属的疑惑，几千个病人用药都没事我怕什么？输液过程陈科长一直坐在我的旁边，当药物用了一半时，家属很过意不去，要求停止用药，我说没关系的，我们还是完成全过程，这不仅是给你们家属一个交代，同时对其他的病人也是一种负责任。两个小时药物输完了后，没有出现不良反应，就这样平息了一场医疗纠纷。"吴老师接着说："医护人员对病人要真诚相待，不能敷衍，要用实际证据来解释我们工作的科学性。同时，护士应该熟悉所用药物的性能和可能出现的用药反应，病人用药过程中一定要认真观察，并及时回答病人及其家属的各种疑虑。鹿蹄草素是经肾脏排泄，用药后病人的小便是绿色的，我在第一个病人来询问时，就认真弄清了尿液变化的原因，这样护士在给药中才有主动权。"

（3）关爱，专业帮助

常言道："医者看的是病、救的是心，开的是药、给的是情。"吴老师说："1976年5月，我还在曙光医院综合大内科（五病区）做护士长时，一次夜班护士的孩子生病我顶大夜班。我巡视病房时发现31床病人不在床位上，我到卫生间看看也没有，她会到哪里去呢？我拿着手电筒在病房四周查看（五病区是四合院型老式房子），仍不见人影，我急得自言自语'我还是去向总值班报告吧'。此时从楼梯口传来一个轻微的声音：'我在楼上呢，我不要活了，跳楼死了算了。'我急忙三步并作两步跑上楼，边跑边说：'你不要动，我来接你。你死了，我也要死。'她说：'为什么？'我说：'我值夜班，我要对你们每一位病人负责！'她说：'哦！那我不能害你。'"吴老师慢慢地扶着这位病人回到病房睡在床上后，轻声慢语与她交谈，得知她是因为这几天儿子来看她时，不像以前那样关心她，她觉得自己病了八九年了，她担心自己的结局也会是久病床前无孝子，因此产生轻生的念头。吴老师等她讲完后对她说："今晚先给你拿两片安定，吃了药先好好睡一觉，明天我们再好好商量怎么办。"第二天吴老师下班后没有回家，等医生查完房，就约这位病人到病房小会议室再帮她倒一倒心中的"苦水"，吴老师边听边帮她分析，说着说着，病人说："护士长，你听我讲了这么多，我心里舒坦了。哎！天下哪有娘不疼儿的。"吴老师用真情和耐心打开了病人心里的结。后来吴老师巡视病房时，她笑嘻嘻地说："护士长，我儿子每天都来看我，有说有笑的，我很开心，谢谢你。"

南丁格尔的提灯女神之照最能象征护士工作的意义——护士就是帮助弱者看到光明，带他们一起走出人生的低谷。懂得病人，才能给予关爱。吴老师说："在急诊室工作接触面广，会碰到各式各样的病人问题，有些病人没有钱坐车回家，我就借钱给他们，配药钱不够，只要在我能力范围之内，我总是尽量帮助。"虽然，这些似乎不是我们护士的专业工作，但它是建立良好的护患关系途径。有一次吴老师在下班途中到菜场买菜，付钱后顺手换了一把更新鲜的菜，当营业员又要吴老师付钱时，旁边的一位先生开口说："噢哟！她是曙光医院的急诊室护士长，对病人的服务态度可好啦，不会错你钱的。"就这样一句话，帮吴老师解了围。交谈中吴老师得知这位先生的父亲五六年前曾因脑溢血住在曙光医院的观察室，留观一个多月未发生褥疮、肺炎等并发症，由此，护理工作和护士给这家人留下了很好的印象。这次菜场奇遇使吴老师认识到帮助其实也是相互的。医者应当处处体谅病人的心情，以仁慈之心爱护病人，以济世救人作为自己的行动准则。在良性的护患关系中，彼此给予的是正向信息，有助于形成不是亲人胜似亲人的行为。

吴老师在五病区工作时，遇到一个病人哮喘发作，经过十几个小时抢救，未能控制病情，神志逐渐模糊，必须进一步抢救，作气管切开。夜幕早已降下，吴老师一刻也没有离开病人，她不断地吸去病人气管内淤积的浓痰，帮助病人畅通呼吸；又用自己配制的5%一枝黄花药液清洗口腔；严密地监视病人生命体征变化。在大家的精心救护下，病人的病情终于有了缓解。医生劝说连续工作了一天一夜、已经疲惫不堪的吴老师赶快回家休息。她说："不，我还不能走，病人没有完全脱离危险，我不放心。"这样她又留了一个夜晚。病人终于脱险，当他知道吴老师为了救护他已经两天两夜没有合眼，激动得热泪盈眶。吴老师太劳累了，当她走出病房，只感到一阵晕眩，眼前一黑，就倒了下去。对医生和护士而言，病人的病情缓解、手术成功、康复出院给医护人员带来的都是成就感，其频次也许是其他职业所不及的，当他们每天下班离开医院时，回味一天的工作，因为帮助会生出不少快乐。为此，我们也很认真地问吴老师："您当时没有想到过自己吗？"她说："像这样的情况，每一位护士在临床工作中都可能会碰到，你是护士，在患者生命垂危时，无论是从职业责任还是从职业情感，你都不会后退。"

一切为病人是护士的职责，护士全心全意为病人做的工作，病人也会牢牢记住。在急诊室工作时，一次晚班，遇到父母抱着抽搐的女儿来挂急诊，吴老师一看孩子的情况就马上给她用盐水灌肠，结果排出的是脓血便，医生很快就明确了诊断，孩子很快得到了医疗处置。如果按照常规就诊流程，病人先挂急诊，再排队等医生查，时间就会很长，不利于病人的救治，但要作出这样的判断，护士必须熟悉业务，还要有对病人的同情心。后来孩子的父母一直告诉女儿是一位护士阿姨救了她的命。二十年后她结婚时，还特意跑到医院找急诊室吴霞护士长送喜糖。吴老师说：
"那天我把孩子的喜糖分发给上班的医生和护士，大家都说这个糖我们
吃着特别甜。"

3. 医护合作中也需要关爱

俗话说"医生的嘴、护士的腿，一个说、一个跑"，事实上，医护关
系绝非如此简单。医护关系从本质上讲是一种行业内的专业分工关系，也
是一种平等的合作共事关系。面对同一个病人或同一类疾病，医护关注的
角度各有侧重，医护对病人的帮助既是互异又需互补的。吴老师根据自己
几十年与医生共处的体会，把医生和护士比喻成排球场上的主攻手和二传
手，没有好的二传手，再优秀的主攻手也难显其威，当然，缺了高水平的
主攻手，优秀的二传也难以发挥作用。实践证明，医生的正确诊断和护士
的优良服务相结合才能取得最佳医疗效果。

吴老师回忆："我护校毕业分配到海门人民医院，那是一家小医院，
大概只有100多个床位，不分科，两个病区，20多名护士，每个病区有一
个护理组长，直接受医院副院长管理。我们到医院之前，医院的护理工作
都是由一些经过牧师培训的修女来做，正规护校毕业生到医院后很受重
视，我担任病区的护理小组长。那时，每周我必须跟着医生查房一两次。
我想随医生查房能了解医生对病人的病情的分析和医疗方案，这样护理工
作更有主动性。同时，在随医查房的过程中，也能促进医生和护士的沟
通，增进医护之间的理解。"那一段与医生相处的经历，为吴老师在日后
与医生们的和谐相处奠定了良好的基础。吴老师说："在曙光医院五病区
工作时，我和杜振邦主任（西医毕业学习中医的医师，现在年事已高）共
事多年，杜主任很重视护理工作，对护士也很尊重，我们俩搭班很和谐。
他是一个非常严谨的人，对科室的医生和护士要求很高。他脾气比较急
躁，对一些不符合要求的人和事，他总是不留情面地提出批评。所以，在

晨会交接班时，他总要我坐在他旁边，并要求我遇到他发脾气时，一定要拉拉他的工作服提醒他。"忆及此处，吴老师爽朗地笑道："我想说，不仅病人需要护士，医生一样也需要护士的帮助。于志丁医师是我在曙光医院急诊室共事的同事，他首创中医药进急诊室（1988年病故）。他常说：'护士24小时都在病人身边，最熟悉病人的情况，对于医生开的医嘱正确的要执行，不正确的就可以不执行。'记得我还在五病区工作时，一天上午主班护士龚国平跑过来说：'护士长你看某医生开出胰岛素40个单位的医嘱。'我当时想，病人病情好像已稳定，为什么要开这么大剂量的胰岛素？我马上找到开医嘱的这位医生，一核查他发现是自己的笔误。"在良好的医护关系氛围中，不仅会有护士委婉的提醒，同时也能有护士的积极把关，从而最大程度降低医疗风险。

在医疗和护理工作中，对病人的病情变化的认识，特别是对一些病情突发情况的处理，需要医护的真诚合作。吴老师回忆："1977年秋天，曙光医院五病区36床收治了一位肝硬化病人。入院时病人慢性病面容，面色黑，问答切题，四肢活动及行走困难。下午我巡视病房时，发现他正在吃白切肉，当时我想这个病人怎么能吃高蛋白饮食？我一看碗里还余几块白切肉，就对病人说：'不要吃得太多了，荤菜吃多了要腹胀，不舒服的。'我顺手将菜盘拿开。走出病房我马上去问配膳员，结果发现原来住在36床的病人是高蛋白饮食，病人出院后，他忘记更改。我清楚此次错误饮食会影响病人的病情，主动向主管医生汇报了这一情况。我们一起分析病人的病情，如果此时洗胃易导致病人食道静脉破裂出血，但高蛋白饮食后，病人有发生肝昏迷的可能。于是，主管医生提出了处置原则和预案，我也在晚交班时特别交代了病人情况。这天晚上我一夜难眠，第二天一早赶到病房，值班护士告诉我，后半夜病人神志不清，进入昏迷状，值班陈医生查体后，按照主管医生备用医嘱立即用食醋100mL+1000mL盐水保留灌肠，大量大便排出后，病人意识转清，病情渐稳定。"医院文化与病人安全的相关研究报告中指出，医护人员的无缝隙合作是提高医疗安全的重要保障。

主动与医生为伍是护士积极职业态度的表达，医护间相互支持和帮助是提高医疗护理水平的有效途径。20世纪70年代，病房的护士长们习惯于忙忙碌碌地处理病房里事务性的管理工作，很难有时间和精力坐下来思考和总结。当时，病房张天医生（中医）和滕淑安医生（西医）主动对吴老师说："护士长，你一直在临床做护理工作，这么多年一定有很多经验和体会，应该写出来与同行交流。"吴老师心里想，也是，曙光医院中西医结合的一些治疗方法效果很好，应该把我们的经验向同行推广。但真要动笔写的时候困难就来了，对论文格式和写作技巧吴老师都没有经验。在这两位医生的帮助和指导下，她的第一篇论文《中西医结合治疗急性胰腺炎护理体会》终于完成。当吴老师在中华护理学会上海分会学术年会上交流论文时，非常激动。她总是这样说："医护间的合作是件双赢的事，大家一定要相互理解和支持。"良好的医护关系，不仅仅给予双方工作的支持，也给彼此的职业情感增添了阳光，吴老师正是在这样和谐关爱的氛围中快步前进的。1983年，在张天医生的帮助下，她又编写了第一本书——《中医内、妇、儿科护理》，并于1985年由人民卫生出版社正式出版。

梁启超先生曾经说："人生需知负责任的苦处，才能知道尽责任的乐趣。"不少护士在刚开始临床护理工作时，对护士应承担的职业责任仍停留在学校教育所构建的理性认识水平上，而在一次次护理病人的过程中，尤其是经历了面对病人生命垂危的考验之后，才开始体验到护士的职业价值，对病人的关爱慢慢从理性扩展到感性，人性的关怀自觉地融入护理过程中，主动帮助病人共渡难关也逐渐成为护士的一种职业习惯。也许，有些护士最终仍然不能说真正爱上护理工作，但是，护士的职业责任感会促使他们在护理过程中，敬畏生命，关爱病人。

三、中医院护理工作的感悟

1. 亲历中医护士的起步

吴老师告诉我们："在我记忆中，'中医护理'是在成立曙光医院后才广泛使用的。建立中医院之后，中医、中药和中医护理开始划分界限，逐渐有了各自的工作内容和职责。刚组建曙光医院时，我在外科病房，医院要求对一些病种采用中医治疗，所有的护士都要学习拔火罐、熏洗、敷中药、针灸等中医治疗方法，治疗室也摆出各种中医药治疗盘，病人躯干部位的针灸要有医嘱，而四肢常用穴位的针灸，护士可以独立开展。在此之前我们护士对中医很陌生，开始学习时发现中医操作比较烦琐，例如，对蛇咬伤病人的伤口进行中药治疗，敷料需要反复更换，耗时烦琐。另外，中药的发放时间与西药不一致，汤药每天有两瓶，下午4时、晚上8时各发一瓶。中药为什么要在这两个时段服用？《伤寒论》中有明确解释："阳明病欲解之时，申至戌时，即下午3时至晚上9时为阳明经之时，此时，发潮热之时，又是缓解之时。"此时给药可使药力发挥最大效能。中西医护理方法的差异使大家很不习惯，所以，一开始中医技术在病房推广不太容易。

在护理工作中怎样合理使用一些传统的中医技术，让那些"见效快、简便易行"的中医治疗方法逐渐变成由护士在医嘱下或能独立执行的临床中医护理技术，还是经历了一个不算短的过程。吴老师说："从我个人来讲愿意学，与病房护理工作相关的内容我都要弄清楚。我是护士长，还要想方设法落实医院布置的各项工作。为此，我们请中医先生们来病房授课，如夏函、唐为勇、蒋有倩、张福珍、黄基贞等。他们非常认真地教我们，不厌其烦而无私地传授中医理论并示范各种操作技术。同时，他们言谈举止中显现出的中医文化之蕴、慈悲为怀之情对我们这些临床护士影响很大。他们在临床工作中想病人所想，急病人所急，耐心地答疑解惑，处处显示出对病人的尊重，使病人感受到亲切，同时，对医疗工作精益求精，虚心学习，不走捷径。在中医先生们严谨求实的工作作风的感染下，大家很快转变学习态度，主动学习和运用中医护理技术于临床。"

1976年为落实《1976—1985年全国中西医结合工作十年发展规划》精神，曙光医院提出"一根针，一把草""我姓中，先中后西"的医疗行动口号。吴老师说："领导很重视，医生们很积极，看病时应用四诊、八纲辨证分析病情，然后开中药处方。中医药也进了急诊科，用中药治疗的时候，要求医生们24小时守护在病人身边，观察药物反应和病情变化情况。护理工作中也遵守'先中后西'的原则，比如，凡是痛经、牙痛、胃痛、电光性眼炎等有疼痛症状来就诊的病人，护士预检后立即给予针刺合谷、三阴交等穴位。经常是看着病人手捂着脸（牙痛）或肚子痛苦地走进急诊室，护士扎了针灸，一会儿，病人的疼痛就缓解了，笑嘻嘻地离开医院。"吴老师还说："1975年我自己的扁桃体摘除术也是采用针刺麻醉。手术前，医生只是在我手上合谷和手腕内关穴扎针灸、耳穴打水针。开始我挺害怕，不过手术过程挺顺利，没有留下疼痛的印象。"

吴老师告诉我们，为了促进中医学在临床运用，医院特定安排一些西医骨干学中医。曙光医院的杜振帮、薛志祥等医生就是那时开始学习中医的，他们和于志丁、张天、何传毅、严世芸、何立人这些中医们，一起搞中西医结合创新治疗。这种大家都学中医、用中药的氛围对护士也影响很大，吴老师也和杨毓华医生一起进行中医药临床试验研究，将中药和西药放在不同试管分别观察，最后做了一张中药配伍禁忌表，解决了临床运用中药的一些实际问题。吴老师很留恋那个年代的作为。她交给我一份"一根针、一把草"综合疗法手稿。手稿一共四页纸，封面和封底是白纸，订得很整齐。虽然，手稿纸张已经泛黄了，边角也有些皱褶，但一笔一画的字迹非常清晰。翻开封面，两张稿纸上密密麻麻写着"失眠、腹痛、出汗多、便秘"综合疗法具体内容。吴老师告诉我们，当时，每个病房都根据病种特点，选择常见临床病症开展中医护理实践。

医圣张仲景开启了辨证施护的先河，"三分治，七分养"，辨证论治与辨证施护是一个连续的过程。吴老师回忆说："20世纪60年代，我们经历过一次乙脑大流行，那次的救治以中医药为主。儿科唐为勇医生带着大家对患儿进行辨证论治和辨证施护。对一些患儿给予清凉饮食，而另外一些患儿温热饮食。唐医生采用卫气营血辨证法。所谓卫气营血辨证法是外感温热病症分类方法，它是在六经辨证的基础上发展而来，一般来说温热病由表入里、由浅入深地按卫→气→营→血的顺序转变。卫气在早期，是表证，所以给予暖和的饮食，而营血病邪是由表及里，因此，要给清凉的饮食。这次的护理过程，使大家看到了辨证施治的效果。"吴老师说："只有护士都能以辨证来制订护理措施，这样才能形成中医护理的特色。"自那以后，吴老师主动以辨证作为选择护理措施的依据，逐渐形成自己对辨证施护的认识观点。后来有一次国际同行来校参观，当一位外国同行问到中医护理特点时，她用发热感冒这个病情阐释了自己对辨证施护的观点："表证里证的症状不同。表证：起病急，病程短，病位在肌表，病势较浅，六淫之邪，从皮毛入人体肌表，经络而发病。主证：恶风寒发热头痛……宜辛温解表，宣肺散寒。护理方面采取病人居室偏温向南，汤药宜热服，多饮热开水，热粥，以助汗出达邪，所以不用冰袋，以防毛孔闭塞，邪无出路。里证：病位在脏腑，病势较深，因为外感或内伤等因素，引起脏腑功能失调，所产生的症候里证的范围较广，可分为里寒、里热、里虚、里实，大约有四种临床表现。里热证是表邪不解，内传入里，侵犯脏腑而成或表邪不解，病因发展。主证：高热口渴、喜冷饮……宜清肺平肝、顺气降火。护理：室温略底，湿度宜偏高，饮食清淡，口渴喜凉开水，助清热，以泻肝火，可设置冰袋。"这一番论述让国际同行们赞叹不已。2013年在吴老师的提议下，工作室组织了"辨证施护行动研究小组"。吴老师说："辨证施护是走中医特色护理的关键步骤，应该投入精力和财力开展研究，真正让中医护士能以中医的辨证思维评估病人的问题，并以此作为实施护理的依据，这样才能完善中医护理的学科理论，才能为中国的护理发展贡献中医护理特色。"

2. 中医院护理管理经验

"依靠制度，科学管理"是吴老师对中医护理管理工作的总结。吴老师说："1960年曙光医院建业之初，医院工作千头万绪，中医护理工作更是从零开始，当时，我被任命为医院急诊室代理护士长。虽然，我从护校毕业后一直在临床工作，也积累了一些临床护理管理经验，但管理一个新组建的急诊室谈何容易。"吴老师刚做急诊室代理护士长的那段日子很不平凡。虽然一切工作从头起步，但吴老师说，那时大家有热情，心齐劲足。在她的带领下，科室先后制定了《急诊护士守则》《各科急诊护理常规》《急诊室各班护士职责》等护理管理的规章制度。各项制度和护理操作规程，帮助了青涩的代理护士长，使科室十几名来自不同的医院、具有不同工作习惯和方式的护士们统一在了她的管理之下，而且护理的管理成效也使一些不熟悉护理工作的中医们，对护士刮目相看。吴老师说："刚组建起来的曙光医院急诊室，有护士、西医和中医，工作分工模糊，而通过建立制度和规程使护理工作有章可循，那时像温大美、张月梅、蔡益芳、蒋绍芳都是护理骨干，她们对我的工作很支持，大家齐心协力使急诊室的护理工作质量很快提高。曙光医院急诊室在1962年、1963年、1964年连续三年被评为上海市'三八先进集体'。"建立各项工作制度和护理操作常规，是吴老师从事中医护理管理过程中一直紧抓不放的一项重要工作。她每到一个管理岗位，总是从规章制度建立与落实开始。从急诊科到五病区担任护士长期间，吴老师回忆说，同事们齐心协力，吕阿妹、曹菊香以及医生大组长雷德非常支持她的管理工作。1977年，五病区被评为

"上海市先进集体"。护理工作制度使新建立的中医院护理工作逐步走上正轨，而制定各项护理操作常规，尤其是中医护理操作常规，不仅推动了中医技术在临床的运用，同时，操作流程的客观化有利于中医护理更成熟和稳定，有益于中医护理技术在更大范围得到推广。

"以身作则"是护理管理者必备的素质。吴老师说："作为一个护士长，你要求护士做到的事情你自己首先能做到，这样护士才对你口服心服。最简单的，比如上班时间。我做护士长的时候，临床科室七点钟上班，我六点半就到了，走进科室穿上工作服，先到病房看看重病人和新病人的情况，再检查一下夜班护士的工作记录。这样，我在晨会上可以提出要求，表扬好人好事，指出病房护理工作中的不足。先行一步，我心里踏实。护士长你自己走在前面了，你才有话语权，护士才会跟上来。当然，我也是看护理前辈们怎样做人做事的，我实习医院护理部的顾念祖主任就是我的职业榜样。记得我们实习时，每天上午都可以看到她在病房巡视，我后来也养成了这个习惯。"无论在哪个岗位工作，以身作则、身体力行是吴老师始终保持的工作作风。1983年她担任曙光医院护理部主任后，有人说，护理部主任不需要天天下病房了，但吴老师却说，病房是护士的主要岗位，进病房可以掌握临床护理的第一手资料，护理管理者不了解临床实际情况就只能是纸上谈兵，没有人信服你。一天上午，吴老师按照惯例巡视病房，走进儿科病房，看见躺在床上的小病人脸色泛黄、精神萎靡，一看床下便盆尿液呈深褐色，她立即让值班护士送尿三胆检验，并嘱床边隔离，结果下午这个患儿就被转到传染科了。吴老师主持护理部工作期间，建立了全院护理查房制度，通过制度使管理平台延伸入病房。她说："管理者应该走在大家的前面，而不是在大家的上面。"

护理管理过程要讲究方法。吴老师说："护理管理要严字当头，我所说的严，不是厉害，而是严谨和细化。"这正好符合当下的一个口号"细节决定成败"。吴老师在担任五病区护士长时，她的管理工作从细节入手，例如：规定护理各班次重危病人交接内容；建立重危病人两小时翻身记录卡，明确重危病人的基础护理按照"三查三定，三勤三不要求，使重危病人的基础护理做到人有其责、事有内容、查有要求、评有标准。这种涉及护理方方面面的细节管理，不仅使每一位护士的工作准确到位，而且其结果必然受到病人们的声声赞誉。吴老师又补充说："要做好护理管理，还必须要动脑思考。记得1967年7月初，闷热酷暑的一天，我上中班，走近医院旁的小马路时吓了一跳，医院门前停满了救护车，一直排到普安路口，还听到远处传来的救护车警报声，这是我从未见到过的场面。当我踏进医院大门时，只听到有人叫道'吴霞来了，吴霞来了'。那时羔萍院长跑来对我说：'吴霞，中暑病人突然多了，你看怎么办？'我想了一下说：'动用门急诊前面的四块小花园作为暂时病室，将地面用冷水浇湿，一方面可以冷却降温，同时，可以减少灰尘，为病人创造一个阴凉干净的环境。铺设二十张帆布床位，用物备齐，编排的床位号挂在盐水架上，树上吊起电灯。'就这样，临时搭建的中暑病房开始运转。这时，羔院长又调动了各科的医生、护士、护生到岗，各就各位、有条不紊地接待一个个中暑病人。那次救治中暑病人，主要采用中医综合处置措施，没有一个病人采用人工冬眠疗法，治疗成本低且效果好，不仅显示了中医医疗和护理的成效，同时也让大家看到了高效的护理管理过程。"

吴老师能在护理管理岗位上取得瞩目成绩，除了她先进的管理观念、成熟的管理方法、不怕吃苦的工作态度之外，最重要的就是在她心里装着爱，她关爱自己的护士，她用爱温暖周围人，用爱化解困难和矛盾，这正是我们今天千呼万唤的人文关怀。有学者这样说："护理人文关怀是一种程序和行为，可以教和学。在学校教学中，教师是人文关怀的示范者，他们将对学生的关怀融入教学过程中，要让学生能意识和体验到人文关怀，这样，才能够期待学生带着人文关怀走进临床，并在护理过程中实践和发展人文关怀。"吴老师在护理管理中重视对护士的情感关心，让护士们得到关爱，这也是她作为成功管理者的重要素养。

我们一位年轻老师曾这样问吴老师："您从一个普通护士一直做到了护理部主任，您有没有总结过自己成功的原因呢？"吴老师哈哈一笑说："我这个护理管理者应该讲没有接受过专门培训，那时有句话叫'实践出真知、工作练才干'，我们都是从临床护理实践中干出来的。'吃苦耐劳、学习前行'是我对自己的一贯要求，做普通护士的时候这是自己的行为准则，而做了管理者就要用这八个字去要求和影响大家，当然，组织大家一起做非常重要。""众人拾柴火焰高"，发动大家一起干是吴老师善于管理的又一个宝贵经验，"大家"也是在吴老师与我们交流中使用频次很高的词语，她对曾经的老师和同事们的名字记得很清楚。在与她讨论修改文稿时，她总要在一些适合的地方体现"大家"，并自言自语说，事情是大家一起做的不能没有他们的名字，正所谓"一枝红花不是春，万紫千红春满园"。

3. 推动中医护理向前走

20世纪80年代初，改革开放的春风为护理带来了春意，伴随着护理事业的蒸蒸日上，中医护理也迎来了发展的春天。在中国科协和中华护理学会及国家中医药管理局关怀支持下，1984年建立了中西医结合护理学术委员会。当时，北京中医学院护理系孟锦余主任（已故）、北京广安门医院护理部王敏主任、南京中医学院附属医院护理部何宝昌主任，她们作为中医护理的领军人物带动中医护理界的学术活动。国内外护理学术交流的机会多了，护士们的目光逐渐从自己工作的病房投向院外。吴老师说，1977年她参加中华护理学会上海分会学术年会时，第一次在中华护理学术活动中发表中医护理的论文，得到与会代表的关注，同行们的发言对她触动不小。走出医院才知道，让同行和社会了解中医护理的特点和优势是我们中医护士的任务，而如何介绍中医护理需要花时间去梳理。从那以后，吴老师无论临床工作有多忙，每天下班回家一定挤时间坐下来写几笔，从她第一篇护理论文发表到退休，十年间，她陆续在专业期刊和学术会议上发表论文八篇。吴老师说："写文章和编写专业书籍对20世纪70年代的护士而言困难重重。白天工作很辛苦，晚上回家为了赶着写文章或者编书稿，一坐就到了午时，长时间坐着又没有注意保暖，腿疾就落下了。不过，能写一些专业文章和书籍，让大家了解中医护理，感召更多的人加入到发展中医护理的队伍中来是我应尽的责任。"

让中医护士出现在护理专业组织活动中，也是走出医院后吴老师认识的变化，吴老师特别制作了《中医护理特色简介》的幻灯片推广中医护理。中医护理是中国护士的骄傲，每次参加护理学会的各种活动，她都不失时机地宣传中医护理工作成绩，毫无保留地与同行分享自己的中医护理体会。在她积极宣传下，很多护理专家也参与到推广中医护理的行列中，1990年第二军医大学护理系李树贞主任出访美国时，就特意带上了吴老师为她准备的中医护理资料。吴老师作为中医院的护理学科带头人，不仅自己热爱这份工作，同时还通过努力让更多的人了解中医护理，用已取得的中医护理实践经验和成效来影响更多的中医院护士一起努力发展中医护理事业。

1984年4月，受日本神奈川县卫生部邀请，上海市卫生局组织一个（五人）护理参观考察团，吴老师代表曙光医院参加了这次出访活动。我翻看了吴老师手写的13页赴日访问考察汇报，详尽记录了考察过程。在考察体会中她这样写道："感触特别深的是日本护士的彬彬有礼、细致与人文关怀精神，讲话耐心，富有同理心。我们是一个有五千年文明史的文化古国，祖先留下了丰富的文明历史，我们应该继承和发扬，中医的仁爱情怀应该体现在中医护理过程中。"她还为在考察访问中自己受重视的程度而感慨，她说："中医文化是我们能向世人展现的民族之宝，外国人不是欣赏我吴霞，而是喜欢我们的中医护理。"走出国门看清楚，中医护理是国宝，捧好这块宝并让她不断发光应该是我们中医护士的责任。责任在肩、情怀满胸，从日本考察回医院后，吴老师马上召开全院护理教育研讨会，重新修订了医院的护士教育规程，并提出邀请老中医为护士开中医讲座，新护士上岗前加设人文护理培训，在岗护士中医理论再回炉等。这一场场中医护理教育活动，在医院1985年创建"全国文明医院"时发挥了积极作用，同时也使曙光医院光荣承接了1985年、1986年国家中医药管理局委托的全国护理教育项目。

1988年春，吴老师的职业发展又翻开新的一页。在严世芸院长的提议下，上海中医学院组建了"中医护理研究室"，挂靠在学校医管处，聘请吴霞担任研究室主任兼护理专职干事。我们在访谈时，有学生曾这样问吴老师："从医院到大学来工作时，您已经快六十岁了，新岗位，新工作，您没有担心会很辛苦吗？"吴老师笑笑说："我们这一代人习惯了听党的话跟党走，组织安排我做的工作，我从来没有拒绝过。学校需要我，心里挺高兴。我自己也觉得还有很多工作没完成，为发展中医护理作贡献，我的脚步还停不下来。"是的，别说是二十多年前的吴老师，就是2010年工作室成立后，已经年近八十的吴老师，她在发展中医护理路上的脚步仍然迈得那样稳健。吴老师告诉我们："当时严院长说：'你们要在中医基本理论指导下挖掘整理中医护理，要发展中医护理首先要弄清中医护理内涵是什么，对临床中医护理工作中发现的问题进行调查研究，并及时将研究成果反哺临床中医护理工作，从而提高我们中医院校的临床护理质量。'"学校要求吴老师将三所附属医院护理部的规章制度统一起来，使临床护理工作规范化、标准化。吴老师说："我这个人肯吃苦，医管处周长智、王灵台、张秋娟处长认真指导，同事竺丽明、梁联、王承鑫老师大力帮助，中医护理研究室的工作开展得很顺利。开展整体护理实践模式与传统中医的精髓'辨证施护'是殊途同归、不谋而合。我校三所附属医院都参与了全国中医护理协作网，创建探索中医整体护理特色病房工作。当时，各附属医院的护理部领导，包括彭佳珍、范燕萍、张翠娣、周文琴、陆莲英、童莉莉、陆静波、王雪雯、李雅琴、于淑钊、王珏、叶如梅、张雅丽等主任对中医护理研究室的工作都非常支持。我们首先成立中医护理管理指导小组，实行四级负责制；统一中医护理技术操作规范；制定中医护理统一书写格式及方法；建立中医规范化病房；建立中医护理查房制。"我翻阅了吴老师当年的工作总结，她如是说："护理工作不是那么轰轰烈烈，但它平静之中蕴含着不平凡；护士岗位不是战场却胜似战场，虽然没有枪林弹雨，却有着生与死的搏斗。护士是白衣天使，她们用火热的心和温柔的手去护理病人，来帮助他们战胜病魔，获得生命的快乐和幸福。我深切地感到，护理工作关系到人民的安危，白衣天使这四个字神圣而不可玷污，要求每一名护士不但要有一颗水晶般纯洁善良、乐于奉献的心，还要有强烈的责任心和事业心，具有真才实学，有着丰富的护理知识和智慧、熟练的技术，脚踏实地地工作，辛苦自己，幸福他人，才能做一名好护士。我爱中医护理工作这一行，因为我在中医护理这块园地里找到了我的梦。"

"知行路难，而守梦想，知歧路多，而今安在。"第一代中医护士所处的时代背景，决定了她们职业追求的方向与梦想的内容。十年，十年，又一个十年，在不经意中吴老师已经把自己的职业梦想，完整地镌刻在了自己的人生征程上。热爱中医护理事业，忘我的工作成为她生活的主旋律。1995年，作为第35届"南丁格尔奖"候选人被提名时，吴老师却说："机遇大于努力，很多人比我做得好，给我'南丁格尔奖'的提名，那是因为我是一名中医护士。"

延伸思考

毕业后去什么医院工作，常常会困惑不少应届毕业生；以什么标准作为择业的理由，每个人会有不同的思考。"我是一名中医护士，我姓中"，这是在与吴老师交流中她说得最多的一句话。起初，我以为这就是她作为中医护士的职业立场，随着与吴老师访谈内容的不断深入，渐渐理解这不仅是她对中医护理工作的真情流露，更是她对中医护士责任的诠释。我常想，为什么一位早过古稀之年的前辈，至今仍对中医护理保持如此的热情和追求？吴老师的感言给出答案："我是国家培养的第一代中医护士，努力做好中医护理工作，才能报效祖国的培育之恩，为中医护理发展作贡献，再苦再累我不后悔。" 今天，重温这份对国家的质朴情感，依然能使我们热血涌动。我想，正是这份报效祖国的赤子之心，一直鞭策着吴老师们锲而不舍地坚守在中医护理岗位上，为发展中医护理事业鞠躬尽瘁。重视老一代中医护理人的精神风采，能使我们再思应肩负的历史责任，希望前辈们这份弥足珍贵的精神财富能不断感动我们和更多的你们，并且被继续传承和发扬光大。

（李丽萍　上海中医药大学护理学院中医人文护理教研室）

学生感言

爱心是做好护士的秘籍

面对面地和吴霞老师坐在一起，看着吴老师眼角的皱纹像花儿一样一点点绽开，眉宇间洋溢着晚辈们到访的喜悦之情。我本来有些紧张的心情也慢慢变得轻松起来。久仰吴霞老师的大名，但是我从未想过会有这么一天能够来家拜访她。如此幸运，让我更加珍惜这来之不易的机会。

桌前的摇头电扇吹来一阵阵习习凉风，桌上早已准备好了零食，等待着客人的到来。那种场景就像和邻家奶奶说着闲话，而时间就在不知不觉中走过，我的内心随着交谈的进程发生着细微的变化……

吴老师操着一口流利的上海话，和我们说着过去和病人之间的故事。在如今这个医患关系日益矛盾的大背景下，我很佩服吴老师能让医院里的每一位病患和同事都对她称赞有加。她说："当遇到不讲理的患者时，我尽量不和他们争吵，反而我会笑嘻嘻地听他们把话说完，然后比之前更细致地去护理。我知道护士受点委屈是免不了的，从我做这行开始我就有思想准备了。"委屈——在听了吴老师的答案后，我的心理一直徘徊着这个词语。"选择了护理这个行业的我们，有千万种理由，既然已经接受了这个选择，哪怕跪着也要走下去。"南丁格尔把关爱患者放在首位，听了吴老师的话我似乎对关爱又多了一份理解。

委屈在所难免，在某些时刻护士的委屈反映出了对患者的另一种关爱。"我们不要太把这种负面情绪放在心上，因为他们是病人，内心中总会有一些难以排泄的痛苦，所以我们不能计较。更不能因为个人情绪和病人发生争执。"我们应该设身处地，换位思考躺在病榻前身心承受着种种痛苦的病人的感受。

作为"90后"的独生子女，我们习惯了被宠溺的生活。衣来伸手饭来张口，我们懂得索取的太多。我们处处享受着被爱，却很少去付出爱。"人人为我，我为人人"，采访过程中吴老师时常把这句话挂在嘴边。经过了学习和成长，得到了知识上和为人上的谆谆教导后，穿上了白大褂，我们是否能够意识到自己身份的转变，是否已经做好准备去为那些躺在病床上的"人人"服务？

随着采访的深入，吴老师告诉了我们很多她当年的故事。当小女孩高热时，冷静判断，第一时间给予灌肠治疗；当街边的小流氓脚部受伤时，她主动提供一些红药水并为他们细心消毒；当为气管切开的病人护理时，她忙于24小时看护病人，顾不上赶回家看一眼正在发高烧的女儿。在她看来，病人至上。当病人因为病情而情绪暴躁时，她微笑倾听以行动来赢得病人的尊重……这些医院里的点点滴滴都向我们呈现了吴老师的护理道路："病人是一条生命，不是一台机器。机器修修补补不要紧，病人一失手，命就没有了。"在吴老师看来，护士角色是何等重要和高尚，所以她更加谨言慎行，装满了对每位患者的关爱。

爱病人，不是一句空话，而应该把他装在心里。繁体字的"愛"是这样写的，它告诉我们爱有个起点，需要从心出发，才能发出万丈光芒。做护士的人要埋一颗爱的种子在心田。随着在护理道路上的不断前进，这爱会慢慢积累，慢慢沉淀，成为一股力量，并且感染身边的人。当回味访谈这段经历时，我想，我一定会衷心地感谢吴老师送我的这本关爱秘籍，让我在被爱的同时更有力量去付出爱，传递爱！

（俞颖 上海中医药大学护理学院2011级护理本科）

忆时代光华，追专业精神

退休的时候，吴霞老师已在护士岗位奋斗了近50年，而今又是10年过去了，吴老师依然坚守着自己的使命，为护理事业默默奉献着。吴老师对护理工作有着自己独特的见解。暑假我主动报名参加工作室的活动，有幸拜访了吴老师。

第一次到前辈家，心中难免紧张，而吴老师的热情招待很快便消释了我们的不安。吴老师在临床工作的那些年，用自己的真诚和付出消融了与无数陌生病人的隔阂和顾忌，甚至因为她的精心照料和平等相待使得当时的"无业游民"能够重新审时度势，改变生活方式。"你知道他是杀人犯吗？""知道啊，但是在我眼里她只是我的一个病人。"这是来自《心术》中艾平和小蕾的对话。吴霞老师正是用实际行动践行着这种一视同仁、众生平等的医者理念。她不仅执着于工作专业的规范、要求和职业道德，还精益求精，追求品质化护理。

临床已经见习了两次，我们总是尝试用自己最大的热情去传递温暖和信念。有一位病人告诉我："《圣经》上说，这世界有三样东西对人类是最重要的，FAITH，HOPE，LOVE。我认为，我能看到的对这三个词最好的诠释，就是医院。"而这些理解和信任也推动我们年轻的护理工作者更执着地追求专业精神，更细致地为每一位"我的病人"服务。

作为一名护士，吴老师说："对自己要求严一点，你的收获会多些。"对医生的医嘱有疑问时，她及时找医生核实；当观察到患者的病情有变化时，她坚持要求医生去检查患者。护士拥有扎实的专业基础知识，才能获得医生和患者的信任，才能更快帮助患者恢复健康。"人的一生，职业也好，前途也好，你都有尝试和转变的可能，而生命，只有一次，不可逆转。"大学阶段是我们获取专业知识最重要的时候，为了让更多的人生命可以延伸，我们必须疯狂地汲取点点滴滴的知识，近乎完美地履行自己的职业职能。

在她的护理职业生涯中，吴老师不断地在"吐丝"，奉献，甚至时常需要忘我。当她的女儿在家中发高烧而无人照顾时，她毅然坚守在自己的岗位上，陪在更需要她的急诊病人身边，"不到绝处逢生，你不能了解生命的意义。在健康的时候，体会不到健康的价值，也体会不到病人的痛苦。只有躺在床上不能动弹，需要别人照顾，看着窗外的鸟在飞，花在开，小孩在歌唱的时候，才知道自己失去的是什么。"吴老师能够理解病人的感受，将患者的健康利益放在第一位，倾其所有地奉献。老师是一面明镜，能够让更多的护理专业本科生对照出自己的差距，用这种忘我的专业精神给更多病人带去福音。

从步入大学的那一刻起，我们便与护理有了千丝万缕的关系，不论我们的初衷是怎样的，千万条理由让我们走上了这条道路，我们就应该珍惜这样一个成为天使的机会，将爱和健康铺洒人间。

感谢能有机会真切聆听吴老师的言传身教。"人活着要有两个主义——理想主义和乐观主义。如果没有了这两个主义，人生会变得暗无天日，活得如行尸走肉。"因此，我们要有信念，快乐和希望。崎岖和坎坷都能因我们专业精神的提高迎刃而解。

（肖如　上海中医药大学护理学院 2011 级护理本科）

红花颜色掩千花

——中医护理专家李雅琴叙事故事

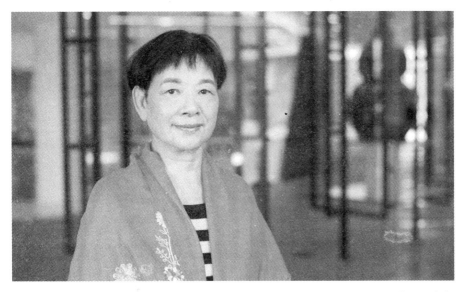

◆李雅琴老师

专家寄语

  随着护理专业的发展，我们的护理工作不仅仅是减轻病人的痛苦，而应是"以人为本"，促进人的全面健康。我希望你们能跟上跨世纪的步伐。首先，要在学校好好学习中西医护理两套理论知识，打下扎实基础。其次，结合临床护理工作，不断总结和积累经验，根据疾病需要在中医辨证的基础上应用辨证施护，合理应用中医护理的技术方法，取得创造性成就。我相信只要努力、勤奋、刻苦钻研，年轻有为的青年护士一定会腾飞。希望总是寄托在你们年轻人身上，让中医护理走出国门，走向世界，为祖国医学争光。我一定会时刻关注着你们的成就。

李雅琴

2014年9月1日

专家小传

李雅琴，1943年出生于江苏省江阴市，曙光医院原护理部主任，副主任护师。1961年毕业于曙光医院护士学校，1962—1972年分别在曙光医院中医内科、西医外科、手术室、急诊室担任护士，1972—1973年在上海中医学院卫生人员进修班学习一年，1974—1980年在曙光医院急诊室担任急诊医疗工作，1980—1984年担任急诊室护士长，1984—1999年先后担任门急诊科护士长、护理部干事、护理部副主任及护理部主任，2000年退休。1996年被评为上海市三八红旗手，1999年获得上海市卫生局颁发的在上海卫生事业管理中做出创造性贡献的证书。

专家印象

我与李雅琴老师第一次见面是在我的家中，那时我的腿受伤，无法到她家拜访。为了不影响我们访谈的进度，李老师坚持要亲自到我家来，作为一位护理老专家和前辈竟能如此设身处地为一个后辈着想，着实让我感动。那天我们约好下午3点见面，2点55分的时候我听到了脚步声，她守时的作风给我留下很深印象。访谈中，年近七旬的李老师精神矍铄、思维敏捷，在谈起她的护理职业生涯时，她的眼睛里充满喜悦和自信。虽然已退休13年，但当她回忆以往工作细节时，她描述得如此清晰，仿佛那些事就发生在昨天。她对往事记忆如此清晰，我想一定是她对这些往事充满了特殊的情感。

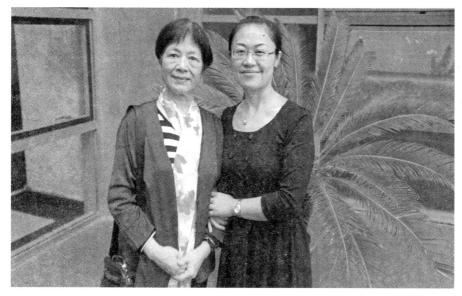

◆本文作者与李雅琴老师

　　接下来的几次见面是在李雅琴老师的家里。我与同行的两位护理本科学生看到她的家整理得那么井井有条，屋里还挂着美丽的中国山水画，摆着郁郁葱葱的小植物，都忍不住地赞叹道："好整洁、温馨的家。"李老师自豪地回答说："我们护士的家都是这样，这也是我们的工作风格。"知道我们要来，李老师早早准备了各种好吃的点心和百合绿豆汤、枸杞菊花茶，让我们在体会到李老师对后辈呵护的同时，切实感受到渗透在李老师生活中的中医护理文化。交谈过程中，我们看到李老师工作时候的照片，照片中的李老师很有气质，给人干练的感觉。瞬间，谈话中形成的对李老师的片段形象都融合在一起，一位鲜活的李老师形象出现在我的脑海，使我对李老师有了更深的理解。后来我听学院里一位同样曾经在曙光医院工作过的老师讲起李老师，她说李老师年轻的时候很干练，特别漂亮、有气质，与李老师留给我的印象是如此的一致。

一、逐渐爱上护理工作

如果说生命是欢乐的源泉，那么爱就是生命之欢乐的源泉，爱化痛苦为欢乐，化缺陷为美德。热爱人生的人对生命满怀感激之情，肯定人生的全部，连同它的苦难和悲剧……与许多护理专业的同学一样，是护理选择了李老师而不是李老师选择了护理。当被护理选择了之后，她安心学习，成长为一位受病人欢迎的护士；而当她有机会放弃护理的时候，她选择了坚守护理岗位，因为她喜欢和病人交流，她有自信能在护理队伍中做得出色。

1. 护士真美

李老师小时候很少生病，也就很少有机会接触医院这个环境中的人和事，直到她到护士学校读书，才开始对护理工作有所了解。李老师说，她第一次到医院见习，看到穿着白裙子、白长袜、白皮鞋的护士，觉得她们真美，心想当护士挺不错，她也要和她们一样美。但随后她发现，护士居然还要为病人翻身、擦身、倒屎倒尿，她无法将美丽的护士与伺候人联系在一起，一时难以接受。通过专业课的学习她逐渐明白了，护士之所以美丽不仅仅是因为靓丽的外表，更重要的是她们拥有美丽的内心，拥有让病人美起来的专业技术，她看到的"伺候人"的工作是非护理人员所不能取代的。病人常常疑惑一个简单的翻身，为什么护士就是比家属翻得舒服，原因在于护士在给病人翻身的过程中运用了护理专业技术，既考虑病人的安全又考虑病人的舒适。帮助病人倒屎倒尿不仅满足了病人的生理需求，而且可以通过评估病人排泄物的颜色、气味、性状判断其病情。这给李老师带来动力，她想，护理专业是一门技术性很强的学科，她一定要把这个专业学好。

生活护理对于很多年轻护士来说比较难接受，然而这却是护士的基本功，通过生活护理不仅可以拉近与病人间的关系，而且可以进行病情观察，及时挽救病人的生命。正如道德经中所说"天下难事，必作于易；天下大事，必作于细。"即天下的难事必定是从容易的地方开始着手，天下的大事必定是从小的地方做起。这种智慧其实与哲学上的量变到质变的关系是一致的，要做大事情，既不要好高骛远，也不要被其困难所吓住，要先从小事情做起。

2. 我要成为美丽的护士

李老师说她的性格比较好强，做学生的时候想要做到最好，做护士的时候想要做到最好，做护士长和护理部主任的时候也想要做到最好。李老师16岁上护士学校，她说当时就一个信念，那就是想要得到老师表扬，如果得到老师表扬就会很高兴，心里有种满足感，而为了得到表扬，她努力学习。一位教外科的老师喜欢提问李老师，当被问到回答不出来时，下课后就赶紧去找相关资料，以备下次课回答。那时课程评分是5分制，她的内科护理、外科护理、基础护理都拿到了5分。

学校的理论知识是今后临床工作的基础，没有扎实的理论知识就如同没有琴键的钢琴，是不可能胜任临床护理工作的，更不可能在护理职业生涯上有所建树。李老师在中医护理发展事业中取得的成绩和地位与她在学校学习期间打下的基础不无关系。性格决定命运，李老师好强的性格促使她形成做什么事情都要做好的风格，在学校里她渴望得到老师的表扬，老师表扬带来的满足感是她学习的强大动力。

与许多实习同学一样，刚实习的李老师也迫切希望尽快掌握静脉注射技术，这需要很多实践机会，然而并不是每个病人都接受实习生进行静脉注射，于是李老师抓住和创造各种学习机会，总是观察静脉注射技术好的带教老师如何找静脉，向她们请教静脉注射的要点。病人打铃呼叫护士时，她也总是第一个去，并主动与静脉粗的男病人沟通，笑嘻嘻地问："可以让我打一针吗？我就打一针，打不进，第二针就不打。"李老师那时的可爱与真诚打动了许多病人，也就答应了她的请求。随着实践机会增多和带教老师的指导，李老师一点点地成熟，不到一年，病人就很喜欢让李老师来进行静脉注射。

机会总是留给有准备的头脑。有些人总是抱怨苍天不眷顾，其实机会是自己创造的。一个人的努力别人都会看在眼里，你所有的行为都是你的标签、名片。李老师为了掌握静脉注射的技术，总是抓住和创造各种学习的机会，主动观察、询问打静脉针的技巧，她比别人勤快，也就更快、更好地掌握了技术。

通过努力，李老师从护士学校毕业后成功地留在曙光医院，成为一名护士，这与她"想成为美丽的护士"的愿望更近了一步。中医内科是她工作的第一个科室。一天，李老师在巡视病房的时候，听到一位年轻姑娘说想大便。李老师记得那位姑娘是因"消化道出血"收治入院的，她心想观察大便的色、质、量对于评估消化道出血病人的病情进展程度很重要，于是她交代那位姑娘大便结束后不要急着倒掉，先让她看看。李老师看后发现大便是黑的，正像书上所描述的那样是柏油样的，于是赶紧向医生汇报了病人的大便情况。医生过来一看，也判断说病人的出血量增多，需要尽快转到外科进行手术。

只要学习医学的都知道评估病人大便、小便的颜色、性状对于判断病情很重要，只有这样才能获得准确的第一手资料。但并不是每个人都能做到亲自、真实地去评估，而是仅仅听病人或其家属描述。正如老子所说"天下莫不知，莫能行"，即"知易行难"。古今中外的那些能够取得成就的人并不是因为他们懂得多，而是因为他们积极的实践。李老师刚从学校毕业就能将观察病情这一护士的基本职责牢记于心，为病人的治疗争取了宝贵的时间。

作为一名新护士，李老师从病房轮转到手术室。手术室是锻炼新人的好地方，手术室护理工作的专科性和操作性都很强，不仅需要掌握不同手术类型所需要的不同器械，而且要掌握、适应不同医生的手术步骤和传递器械的习惯，在这个过程中会经历很多，可能还会受到医生的责骂。李老师没有逃避压力而是积极应对，为尽快适应新岗位，她下班后就回家看书，书上没有的就向资深护士学。当时的皮肤科主任手术时对洗手护士的要求很高，每次手术总要选择洗手护士，他比较喜欢李老师作他的洗手护士。给一位著名电影演员做鼻部的整形手术，也是要李老师作洗手护士。在他眼里，李老师机灵、干练，熟悉他手术的习惯，知道手术做到哪一步，下一步是什么，能及时递上所需的器械，与他配合默契。

一名刚毕业的护士就如同一架已有了大致骨架的钢琴，但要想弹奏出美妙的音乐，必须要继续学习各种技能。如果有资深的医生、护士老师加以指导，那将有助于其尽早成为一名优秀的护士。李老师从护士学校毕业后，利用轮转不同科室的机会，主动地向医生、护士学习，从而在最短的时间里掌握了手术室护士技能，成为一位干练的手术室护士。

1965 年李老师从手术室调到急诊室工作，在那儿一待就是 20 年，所以李老师对急诊室有着特别深厚的情感。与手术室相似，急诊室的工作也需要敏锐的思维和精熟的操作技能，但急诊室的护理工作内容与性质毕竟与手术室和病房不同，李老师又面临新的挑战。李老师说："刚开始给病人插胃管的时候，我也没有把握一定能插好，但我在插胃管之前会在脑海中回顾插胃管的顺序、技巧及注意点，这样在插管时心里比较有谱，而且我已经通知医生了，如果我插得不到位，医生来后可以马上纠正。因为做得多，我们急诊室护士插胃管反而比医生熟练。"李老师就是这样边抢救边学，在协助医生的过程中逐渐掌握了急诊预检分诊、外科清创缝合、伤口处理、换药、危重病人的处理和抢救配合等，也能处理小儿肘关节脱位和喉咙异物的取出等。

"读万卷书，不如行万里路"这句话道出了实践的重要性。护理是一门实践性很强的学科，在学校打好的理论基础需要经临床实践后才能转化成自身的技能。李老师成为急诊室护士后敢于实践，而且带着知识和问题去实践，这样她在学校所储存的知识就逐步转化为永远忘不了的技能。这也与建构主义学习理论所倡导的"学习的过程即建构的过程"是一致的，即新的知识与自己原来的知识相联系，从而使知识更加系统和牢固。

除了加强业务能力的学习之外，李老师还注重与同事间的相处之道，增强自身的素质修养。李老师还是一名普通护士时，遇到怀孕的同事需要调班，只要护士长同意，她都会主动与怀孕的同事换班，包括中班和夜班，因为她想怀孕很辛苦，而她家里也没什么事，能帮的就尽量帮。此外，李老师还利用空余的时间帮同事织小孩的毛衣。1967年李老师结婚，因为当时科室工作很忙，李老师就没有休婚假，而是坚持上班，同事们是在李老师发喜糖的时候才知道她已经结婚。李老师说："那时的夜班只有2角钱的夜点心费和4个小馒头，但我们都无怨无悔。曙光医院急诊室是全市急诊工作量最多的四大医院之一，每年夏天战高温时中暑病人特别多，每天有1600个病人左右，中班护士每天要加班到凌晨2点才能下班，周而复始到战高温结束，我们均无怨言。"

信仰是内心的光，它照亮了一个人的人生之路，没有信仰的人犹如在黑暗中行路，不辨方向，没有目标，随波逐流。一个人要真正确立起自己的信仰不是一件容易的事，不但需要独立思考，而且需要相当的阅历和比较。在当今社会里，在许多人的心目中，"理想""信仰""灵魂生活"都是过时的空洞字眼。可是李老师始终相信，是否以南丁格尔誓言中的"忠贞职守，谋病者之福利"为信仰决定了一位护士职业生涯的质量与人生价值。正如李老师所践行的那样，凡事以工作为重，以不影响别人为前提。

3. 爱心得到病人的夸奖

李老师说："我们护士要努力减轻病人的痛苦，我们做任何事情一定要想想为什么，怎么做才能做到最好。中医拔火罐，拔得不好会烫伤病人，为什么会烫伤？时间太长或者火力太大，要注意这些问题，否则把病人的皮肤烫伤会加重病人的痛苦。我们泌尿外科有一位男护士——石忠康老师，他工作几十年，很有经验，掌握了给男性病人导尿的技巧，对男性尿道的几个弯曲非常熟悉，即使是给前列腺肥大的病人插导尿管也不会让病人产生痛苦，因此病人都很喜欢他。"

　　李老师在急诊工作时，一位家属带着一位老先生来看病，这位老先生主诉肚子疼，大便拉不出，一位进修医生简单看过后开出医嘱用肥皂水灌肠。李老师作为护士执行医生开的医嘱，她动作轻柔地把肛管插进肛门，但插进不到2厘米就觉得有阻力，而且这时老先生也喊疼，李老师觉得可能有问题，老先生应该不是便秘而解不出大便。于是她询问老先生这几天有没有大便，老先生回答说昨天还有，就是今天解不出。李老师戴了副手套给老先生进行肛指检查，她摸到一个硬硬的东西，而且是横着的。她问老先生今天吃了什么食物，老先生说吃了红枣赤豆汤。李老师考虑老先生年纪大、牙齿不好，可能会不小心把红枣的核直接吞进肚里。李老师就慢慢地把那个横着的硬物往边上推，使其变直后再勾出来，一看果然是红枣核。红枣核取出后，老先生立刻说舒服多了，肚子也不疼了。病人和家属很感动，说："护士啊，多亏了你，谢谢你！"李老师说："我通过细心观察和思考减轻了病人的痛苦，如果只是遵医嘱把肛管硬插进去进行灌肠，硬的枣核就可能把肠壁戳破，戳破以后问题就大了。"

　　当我们说到爱的时候，我们往往更多想到的是被爱。然而，与是否被爱相比，有无爱心却是更重要的。一个缺少被爱的人是一个孤独的人，一个没有爱心的人则是一个冷漠的人。倘若一个人没有爱心，既使他表面上生活热闹，实际上幸福的源泉已经枯竭，他那颗冷漠的心是绝不可能真正快乐的。美国纽约东北部的撒拉纳克湖畔，镌刻着西方一位医生特鲁多的名言："有时，去治愈；常常，去帮助；总是，去安慰。"这段名言越过时空，久久地流传在人间，至今仍熠熠闪光。一位好护士，不只是执行医生的医嘱，而是应该倾听病人的主诉、注重病人的感受，遇到问题多动脑筋，想想为什么，精益求精，最大限度地减轻病人的痛苦。

还有一次，李老师在急诊室进行预检分诊，来了一位肚子疼的病人，说要挂内科的号，李老师就询问他是哪里疼、怎么疼、疼了多长时间。病人不耐烦地说："你懂什么？你是护士，我说我要看内科就是要看内科。你搞什么啦，就是扯扯号头的护士。"李老师不卑不亢地回答说："我要分清楚你的问题是属于哪个科，而不是你要内科我就给你内科。"李老师继续问哪里疼，病人回答说肚皮，李老师接着问疼痛是在肚子中央还是周围、是左边还是右边，还给他进行腹部体检，发现右下腹有压痛和反跳痛。李老师告诉病人说可能是急性阑尾炎，应该去看外科，就给他挂了个外科的号。外科医生检查后诊断说是阑尾炎，要住院治疗。病人走的时候对李老师说："谢谢你，你还是很有本事的。"

李老师说："病人问我们医疗、护理上的问题，我们护士都能回答，病人对我们就很尊敬。记得有一段时间送到急诊室抢救的服毒病人多，口服洗胃、灌肠器满足不了抢救的需求。我们急诊室护士不但会插管，而且还利用虹吸原理用废弃吸引器设计了改装的简易洗胃器，又快、又好、又省时间，抢救了多例服毒病人，得到了急诊室医生的赞扬。他们说，你们护士了不起。"

护士作为医务人员的重要组成部分，平常与病人的接触比医生都多，病人有什么问题首先会问护士，如果病人总能从你这里获得解答和帮助，那病人自然很尊敬你，医生也会尊重你。李老师在急诊遇到的那位病人开始的时候对李老师不信任，不认为护士有什么本事，但李老师掌握了腹部疼痛的评估技术，及时指导了病人去外科就诊，因此获得了病人的尊敬和感谢。

李老师在急诊室工作期间有机会由护士转成医生，也有机会到学校当老师，但她最后还是选择当护士，因为李老师很喜欢跟病人交流。她说："我记得那时候很多病人，特别是年长的病人看到我，总是说'护士姑娘，我见到了你呀，心里很舒服，好似病也好了一点，我很喜欢看到你'。"相信病人的称赞和认同是李老师坚守护理岗位的动力源泉。李老师还说："我学的医疗知识不够，在医生队伍当中总是矮一截，医生我不能做得很好，而我在护理队伍中可以做得很好。既然选了护理这个专业，就要干一行爱一行，学了这个专业就要好好干，才可以出人才。"

一个人活在世上，必须有自己真正爱好的事情，才会活得有意思，这爱好完全是出于他的真性情的，而不是为了某种外在的利益，例如为了金钱、名声之类。就好像一个园丁，他仅仅因为喜欢而开辟了一块自己的园地，他在其中培育了许多美丽的花木，为它们倾注了自己的心血，无论他走到哪里，他都会牵挂着那些花木，如同母亲牵挂着自己的孩子。这样的一个人一定会活得很充实。

二、蜕变成护理管理者

1984年，李老师由于出色的工作表现和较强的业务能力被调入护理部。到了护理部以后，李老师逐渐由一名美丽护士蜕变成"严"与"慈"完美融合的护理管理者。李老师在护理部先从护理干事做起，同时兼任门急诊科护士长。护理管理岗位的工作与普通护士的工作存在许多不同，所幸在这期间，李老师得到了当时护理部主任吴霞老师的悉心指导与鼓励。1986年，医院考虑让李老师接班作护理部主任。李老师说："当时就想着既然要接班就要接好班，要保持吴霞老师带领下护理部所取得的成绩，做到对院长负责、为护理工作争光。"

1. 争取让新病房大楼又美又实用

1987年，曙光医院获得中医药管理局的支持，进行门急诊和病房大楼的重扩建。如何使新病房既具有先进性、实用性，又符合医院管理标准成为李老师接班后的第一个挑战。当时正遇上每两年一次的上海精神文明医院评审，评审委员会要曙光医院派人参加评审，护理部吴霞老师让李老师参加。李老师想这个机会很好，是学习的好机会，一方面按评审要求去完成检查任务，另一方面可以带着问题去学习各家医院的管理经验。李老师说："护理工作是繁忙而烦琐的，难免会出现一些小问题，我在评审检查工作中保持真诚的态度，发现被评审医院护理工作中存在问题需要扣分时，尽量做到先与各医院护理部沟通，而不是直接上报。由于我与各医院的护理同仁保持了一种友好坦诚的关系，我向她们请教问题，她们都很乐意帮助我。通过参与评审工作，我向中山、华山、瑞金、市一、市六等医院学习了很多的管理模式和经验，并在此基础上结合医院评审等级要求和文明中医医院的特色，形成了曙光医院的中医护理管理新模式。新病房大楼顺利运行后，其他医院也来参观、学习，我同样把我的管理经验与大家分享，这也是相互学习、相互提高。"

为了让病人感到温馨、舒适，李老师从管理角度对各个细节进行考虑，比如病房窗帘的颜色选用了蓝色，对窗帘折叠方法也进行了统一要求，并要求将病人的入院介绍具体内容和注意事项拍成照片、附上文字，形象易懂。为了给人留下护士美的形象，还制定了护士仪表、晨间交班护士队形排列和站姿的规范，对护士台、治疗室等物品放置也进行统一要求。

在培养与新病房配套的护理人才上，李老师从培养新护士和专科护士两方面入手，将新护士送到瑞金、新华、中山等医院进修，提高新护士的业务水平，同时选派有经验、专业技术性强的护士到手术室、ICU、CCU、监护室、血腹透室进行培训。在培养护理人才过程中，李老师得到了各医院护理部的支持，她特别感谢瑞金医院护理部陶祥龄主任的支持。她说："陶祥龄主任把我们送去的新护士像瑞金本院护士一样培养，每年让她们共同参加护理操作比赛评奖，也会在'5·12'国际护士节表彰她们，我和我的新护士们感受很深，很感激陶主任。陶主任还对我的护理管理工作给予不少启发和指导，使我学到了不少管理方法。"

李老师抓住各种机会学习，即使是去检查别人的工作，她也带着问题去学习，而且她设身处地为别人着想，这样既赢得了别人的尊重也增长了自己的能力。作为一名护理管理者，李老师还具有宽广的胸怀，把自己的管理经验与护理同人们一起分享，共同进步。受人滴水之恩当涌泉相报，事情过去多年，李老师仍对曾经帮助过她的瑞金医院护理部陶祥龄主任难以忘怀。

2. 想办法让护士们都美起来

作为护理部主任，李老师每年通过主题鲜明的 "5·12"国际护士节活动，增强护士们的自信，激励她们热爱护理工作，让她们不仅会工作，而且懂得如何使自己更加美丽。每年的国际护士节活动还邀请院领导、各职能部门负责人、各科室主任共同参加，活动不仅使院领导更加深刻地理解到医院工作离不开护士、医疗少不了护理，而且对于增进医护间关系起到重要作用。李老师至今还保存着每年护士节活动的照片，照片背面是李老师记录的每年活动主题。1990年5月新病房大楼落成，也适逢院庆三十周年，"5·12"国际护士节的主题定为"以崭新面貌进入新病房大楼迎接新挑战"。1991年则以"现代护士风采"为主题，活动以演讲、文艺表演为主。1992年"5·12" 举行新护士授帽宣誓仪式，是上海中医药大学三所附属医院中首家进行新护士授帽宣誓仪式的医院，活动增强了新护士的职业认同感。1993年"5·12"国际护士节的主题是"护士生活、工作仪表及时装表演"，护士美丽的形象让参加活动的医生、护士看到护士们不仅会认真工作而且懂得如何打扮自己。李老师说："护理工作是一门美的艺术，护士的形象美对于病人的健康维持和促进具有重要意义。因此，我要求我们护士工作的时候仪表整洁，下班后也要穿得漂漂亮亮。"1994年"5·12"国际护士节，护士们自编自演小品，风趣的表演让每个人都开怀大笑。1995年"5·12"院长委托食堂为护士们定做了五只大蛋糕，院长亲自切蛋糕，其他院领导与科主任则为护士们送蛋糕，护士们的脸上洋溢着幸福笑容。1997年"5·12"国际护士节的表彰会后还举行了舞会，医生和护士共同翩翩起舞，增进了医护间友谊。1999年"5·12"在庆祝国际护士节的同时举行白衣天使奖励基金颁奖仪式。李老师说："1999年是我院第一次颁发白衣天使奖励基金，院领导把第一次的奖励基金颁给了我，我很感谢院领导，这是他们对我几十年工作的肯定。但我深知我工作取得的成绩来自于全院护士长、护士的努力和对我的支持，于是我把奖励金分发给各科护士长，让她们买糖分给全院护士们，表示我对她们的感谢。"

让李老师感到自豪的除了每年丰富多彩的国际护士节活动之外，还有就是她担任护理部主任期间，护理部与各职能部门、科主任、医生之间融洽的关系。李老师说："我们每周三有医生、护士长大交班。大交班是个很好的沟通交流平台，护士长可以传达护士对医生的希望，也可以了解医生对护士的要求。我性格很豪爽，遇到问题马上就沟通，有时也管医生，但我的原则是待人处事要和睦，把工作做好。分管业务的院长经常在医、护工作会议上说'在上海市或上海中医药管理局的各类检查中，护理部总是行动在前面，人人参与，认真对待，让我很放心'。"由于护理部做出了成绩，院长对护理部的工作很信任、很支持，每年必定参加"5·12"国际护士节活动，并给予一定的活动经费，还在活动上发言鼓励广大护士。此外，医院每个月给护理部6000元自由支配的经费，而当时上海其他中医医院的护理部没有这项经费，李老师就拿这个奖金奖励表现好的护士，激励她们取得更多好成绩。

护理管理者是护士的代言人，是护士与医生、护士与医院管理者间沟通的桥梁，是护士权益的维护者，她不仅要为各位护士争取权益，也要负责把医院管理层及医生的一些指示很好地传达下去。李老师深知要获得院领导和医生的尊重和支持，必须做出成绩，必须和他们沟通好，因此她作为护理部主任期间，为护士争取在医院中的地位做了很多工作，利用每年的"5·12"国际护士节增强护士的职业价值感，每年的主题不同，但其宗旨是相同的，那就是让其他医务人员认识到护理工作的重要性，增强护士的自信心和价值感。

3. "严"与"慈"的完美融合

李老师说："我做管理者的时候还是相当严格的，如果护士违反了规定，我会扣奖金，不过扣的奖金也是要想方设法再奖给护士们，鼓励她们下次把事情做好，做好了就奖励。我不愿意多扣护士奖金，护士奖金也是辛苦得到的。当时有一位护士因为一些方面违反了规定，我就扣了她奖金，她当时很凶、记恨我，但是我觉得她工作犯了错误，该罚还是要罚的。后来她爸爸生病住在我们医院，那时候天热，我就煮了冰杏仁豆腐冻去看望她爸爸，关心她。就这个举动感动了她，她觉得李老师人不错，后来她很配合、支持我工作。"

奖罚分明是一位管理者成功的重要策略。奖励是促进护士进步的动力，惩罚也不是李老师的最终目的，她遵循"取之于民，用之于民"的原则，从护士身上扣的奖金用于奖励表现好的护士，这样护士就有了工作的积极性。李老师作为护理部主任要对全院的护理工作质量负责，对某些不按护理技术和规范要求操作的护士进行惩罚，但又不缺乏人文关怀，这让护士的心里暖暖的。《菜根谭》中有言："不责人小过，不发人隐私，不念人旧恶，二者可以养德，亦可以远害。"宽容除了能够使别人感动，使自己避祸外，还有一个更重要的作用便是培养自己的德性，提高自己做人的境界。

　　李老师说："护理管理者首先要以身作则，把方便让给别人，困难留给自己，要精通和熟练自己分管科室的业务和技术，特别对技术操作较差的护士和新毕业的青年护士更要关心和指导她们，要想方设法帮助她们共同提高。其次在生活上要关心她们，有什么困难要帮助她们解决。"排班是护理管理者的小小权力，李老师很好地"利用"了这种权力。她根据护士的需要排班，遇到节假日，尤其是春节、国庆节，会主动征求护士们需要哪一天休息，尽可能满足她们的需求；如不能满足，也向她们讲明原因。如果哪位护士的孩子生病或家有急事，李老师一定想尽办法安排她们休息，必要时自己给她们顶班。李老师说："记得有一次我上了早班再顶替中班，有时还要顶替夜班，这样来帮助护士们解决困难。我相信只要真诚相待、将心比心、相互理解和支持，护理团队就能具有良好的协助精神，这也说明护理管理者是有凝聚力的。"

　　自从李老师做护理部主任起，她每年年三十都代护士长值班，并兼任医院总值班，向年三十中班、夜班护士和年初一上班的护士拜年，发一个小红包。这个小红包是护理部自己手工制作的，那时护理部钱不多，只是一个5元钱的小红包，但护士们都很高兴，觉得护理部还是很关心她们的。大年初一就给护士发糖，也给医生发。李老师还坚持了护理部的一个规定，凡是退休护士到曙光医院住院，护理部都带一束鲜花和水果、点心代表全体护士向前辈们慰问，这小小举措让她们很感动——虽然退休了，护理部还记得她们。同样，在职的护士生病住院，护理部也会探望。

　　过年发个5元钱的小红包和糖、探望生病的在职及退休护士，这些举动体现了护理部对每位护士的关心，相信这让每一位护士增加了在护理岗位坚持下去的信心。作为一名管理者，首先要避免的就是令自己的部下轻侮自己、怨恨自己；其次要避免让部下畏惧你，令人惧怕的权威并非真正的权威，而令人畏惧的管理者也往往不是一个高明的管理者。李老师身为一名护理管理者践行的是人性化管理而不是权威管理，她把护士的困难当作自己的困难，主动地帮她们解决问题，这拉近了她与护士之间的距离，自然护士对她的工作会很配合，正如老子所说"以其无私，故能成其私。"即因为没有私心，反而能够成就自己。

三、分享中医护理的美

曙光医院在20世纪60年代由上海市第十人民医院（西医为主）和上海市第十一人民医院（中医为主）两院合并而成，因此曙光医院既有西医的扎实功底又有传统中医的特色。20世纪70年代，随着社会的发展、人民的需要、医疗的变革，很多西医医生开始学习中医知识，中医医生也向西医学习知识。处在全国学习和发展中医的背景下，李老师带领护理部为发展中医护理而努力，并将中医护理带入社区，让更多的人感受到中医护理在疾病治愈、健康促进、养生、保健方面的独特魅力。在全体医护人员的努力下，1993年曙光医院被评审为上海市第一批三级甲等中医院，1994年被评为全国示范中医院。

1. 与病人分享中医护理的美

李老师与护理部于淑钊老师配合，在中医师的指导和中药制剂室的支持下，共同探讨中医护理技术如何在临床应用。护理部规范了常用中医护理技术操作流程，如针灸、拔火罐、中药灌肠、中药换药、中药熏洗等，研制了具有中医特色的口腔护理漱口液，如清热解毒漱口液、凉血止血漱口液、抗霉菌漱口液，还探讨了松花粉、红灵酒在皮肤护理中的作用，其中红灵丹软膏用于防治压疮效果研究获院级科研课题立项。为提高护士的中医护理水平，护理部制定了中医护理查房制度，以中医辨证施护为主在各科展开，每月一次。护理部还制作了主题为"中风"的中医护理查房录像带，作为全国中医院护理查房示范，供护士学习。

曙光医院在上海首先实行了中医急诊，成为全国中医急诊的先驱力量，特别在厥脱症的中医急救和治疗研究取得较大成绩。曙光医院中医急诊的带头人王左医生是上海中医学院1965届本科毕业生，不但精通中医而且还掌握西医急救技术。王左医生对护理工作很支持，他协助护理部总结了如何发挥中医护理技术在急诊的应用，包括如何配合医生抢救、针刺穴位的选择及操作方法、电针仪的使用、中医护理观察要点等，设计了各病种急救流程图（包括热证、痛证、血证、中风、厥证、脱证等），这样，曙光医院的中医急诊护理特色逐步形成。在王左医生的支持下，护理部于20世纪80年代连续3次举办了全国中医急诊护理学习班，并组织实地参观、学习和现场指导，得到好评，产生了一定的影响。

为了使更多的居民从中医护理中受惠，每年"5·12"国际护士节，护理部均参加由卢湾区护理学会组织的健康咨询活动，活动地点常设在复兴公园内或淮海路大商场旁，有内科、外科、妇科、儿科、骨伤科、中医科等。中医科的内容包括中医的防病、治病、养生、冬令进补、药膳、食疗等，据统计，每次咨询中医学内容均达到百余人次以上。

随着人们生活水平的提高和寿命的延长，人们的需求不再仅仅是长寿，而是要活得有质量，要脑清、目明、行动自如。这就需要医疗、养生、保健、预防、康复指导等一系列医疗、护理措施，中医护理正好可以发挥这方面的优势，而让中医护理进入社区也是近年来国家和各级卫生部门为提高人们生活质量和降低医疗卫生费用的一项重要举措。

2. 与家人分享中医护理的美

李老师1998年年初得了脑梗塞，出院后一直服用丹参，开始是吃丹参片，后来用丹参泡水喝，至今已十几年，没有复发过。李老师说："中医认为冠心病、高血压、脑中风主要是血管堵塞引起的缺血缺氧，只要血管一通，症状就会好转或消失，治疗应以通脉疗法为主。我出院后一直以中医理论为依据，服用活血化瘀、通络中药，如丹参、三七（血塞通）、红花等为主，至今从未间断。"李老师还以五禽戏为基础编了一套适合自己的自由保健操，坚持每天早上锻炼1小时左右，这不仅大大缓解了李老师的腰椎间盘突出症状，还增强了体质。除了吃药、锻炼外，李老师还在日常家庭生活中遵循中医的平衡饮食原则，做到粮食、蔬菜、水果、蛋白质各占一定比例，既有营养，又不会摄入过多热量。李老师说："每种病都要联合、系统调理，除了吃药、锻炼，饮食也要注意。我牛肉、猪肉都吃，芹菜、山药之类的蔬菜也吃。但要记住，多吃粗粮和管住油瓶子及盐勺子，以控制油和盐的摄入。"

药食同源的植物对于养生来说很重要，而且使用方便。枸杞、丹参是普通的中药，却发挥了巨大的作用。枸杞子在中国的传统医学中具有重要地位，它是一种药食同源的植物，性味甘平，归肝、肾两经，中医很早就有"枸杞养生"的说法，是中老年人常用的滋补、美容、长寿佳品，与人参、何首乌并称"益寿中草药三主"。枸杞子含有甜菜碱、枸杞多糖、胡萝卜素等多种维生素和微量元素等，有延缓衰老、提高机体免疫功能、抗癌、强身壮阳、增强记忆功能、抗疲劳、增强人体的造血功能、明目、降血糖、降血脂、治疗高血压、保肝、美容美肌等功效。丹参具有抗血小板凝聚、降低血液黏度及调节内外凝血系统的功能，是一种安全又可靠的治疗心脏血管疾病的天然中药。

3. 期待中医护理在"舒缓疗护"中绽放美

李老师从报纸上看到，2012年上海市政府实事工程之一是全市每个区设立一个"舒缓疗护"病区，力争3年内在二、三级医院全面覆盖，新华医院已被授予上海市"舒缓疗护"培训基地称号。看到这则消息，李老师很振奋，她期待着中医护理能在"舒缓疗护"中绽放其独特的美。她说："人都要经历生、老、病、死，终究要离开这个世界，怎样离开很关键，在温馨的、充满人文关怀的环境中走完人生的最后阶段是大家都期待的。

研究如何提高临终关怀水平与质量，"舒缓疗护"正是满足这一需求的课题，它需要中医护理人来共同完成。"李老师还提到中药里有一些安息芳香的药，味道很香，可以做成香袋放在床头边使病人感到舒适、易入睡。

四、领悟与践行美丽人生的真谛

1. 向父母学习，雪中送炭

李老师小时候住在石库门弄堂里，有很多邻居，穷苦的人也很多，其中一位邻居有6个男孩、3个女孩，经济上有困难时向李老师家借钱，李老师父亲总是慷慨解囊，也不要他们还。李老师父亲总是说："家里孩子多，借点钱救救急也是难免的，能帮就帮，我们家还可以，不要你们还。"这位邻居家的几个小男孩经常来李老师家玩，李老师家正好没有男孩，李老师母亲很喜欢他们，只要家里有好吃的，都会叫他们来吃。如果家里烧红烧肉一定留他们吃饭，这样一来也就成了习惯，这几个男孩成了李老师家的常客。李老师的妈妈手也很巧，经常替邻居家的孩子做衣服什么的。直到现在李老师小时候的邻居们聚会时还回忆着那段时光，怀念李老师的父母。李老师说："我父母很朴实，家庭的影响对我很深，那个时候5元、10元还算蛮多的，我父亲都不要邻居还，邻居还不好意思，但我父亲不在乎。所以我向他学，我觉得我自己也应该做这样的好人。"

李老师的二姐是残疾人，家里比较困难，孩子又多。从李老师懂事起，李老师的父母就教导李老师说："你二姐是残疾人，将来生活上一定会有困难，特别是我们俩百年后，你一定要帮助她、照顾她。"当李老师走上工作岗位不到两个月，李老师父亲就去世了，李老师挑起家庭的重担。李老师的二姐生活在农村，劳动靠记工分，收入很微薄，碰到孩子生病，都由在医院工作的李老师负责。李老师二姐的孩子长大后娶媳妇时要花钱，也是由李老师管。李老师说："几十年来我一直对二姐在生活上和经济上提供帮助，我还潜移默化地教育她的孩子。我得到的最大宽慰是现在我二姐的孩子对他们的母亲很孝顺，让二姐幸福地安度晚年。我也可告慰九泉下的父母。"

有一段时间，李老师的爱人的大哥家因种种特殊原因，没有了经济来源，其双胞胎女儿也无人照顾，李老师和她的爱人就把双胞胎侄女带回家里一起抚养，加上李老师自己的儿子和侄女，当时李老师的家里同时抚养4个孩子，在经济上发生一定困难。李老师经常与同事换中、夜班做，虽然急诊中、夜班特别忙，但上中、夜班有夜点心，是4个馒头，其中两个肉馒头和两个豆沙馒头，李老师就可以把馒头带回去给4个孩子吃，一人一个。李老师说："现在侄女们对我很孝顺，把我当妈妈一样。我非常感激那时我母亲对我的理解和支持。为了节省我的开支，我母亲主动提出离开上海回乡下老家与我二姐一起生活，并提出暂时不要我支付她的生活费，她说我婆婆家更需要我的帮助。"李老师的付出除了得到侄女们长大后的回报，当时她大度的风格和帮助人的精神也换得了公公婆婆的真情对待，他们像对待亲生女儿一样，照顾、关心李老师，特别是李老师走上护理管理岗位后更支持她工作，几乎不要她操心家务事，让她能全心投入工作。李老师说："我做家务做得少，不会到小菜市场买菜，平常也不做饭，但是如果我休息，家里事情我都做。我仍然记得那时每天上班，公公婆婆给我带上可口的饭菜，直至我退休，我难以忘记家人对我的支持和照顾情怀。"

受父母的影响，李老师喜欢帮助别人、雪中送炭，逐渐拥有了对于一名护士来说非常重要的"心灵美"。由于护理工作的特殊性，李老师需要在工作上付出比一般工作更多的时间和精力，她不能像其他的母亲、媳妇那样花比较多的时间照顾家里，但她总是在自己力所能及的范围照顾好儿子、孝敬好公公婆婆，融洽的家庭关系也是李老师在护理职业生涯上取得成绩的坚强后盾。

2. 照顾好家人

李老师1967年结婚，婚后李老师的爱人在无锡轻工业学院（现在的江南大学）工作，1979年转回上海。说起李老师，李老师的爱人充满了尊重与感激，李老师的爱人说："由于我和哥嫂们都在外地工作，她在我家虽说是小儿媳，但承担着照顾我家人繁重又琐碎的任务。我母亲年纪大了以后身体不好，经常要发胆囊炎。记得有一天，正逢刮台风下大雨，马路上积水很深，公交车都不能开。当她接到电话知道我妈又发胆囊炎时，她马上向护士长请假，配好药就背着盐水瓶一路上淌着大水赤脚赶回家，给我母亲在家中吊补液。那时我家住在威海路，从医院走到家需要45分钟左右，她这种举动感动了我和我的父母。我母亲经常会在我和其他亲戚面前说她心地善良、有孝心。我大哥家发生困难，她总是想方设法地帮他解决困难、共度难关，没有半点怨言，所以她在我们大家庭中有很高的信任度，她和妯娌们也和睦相处，亲如姐妹。"

李老师的爱人还说："我特别感动的是我三次住院时她对我的关心和照顾。第一次我因视网膜剥离到医院手术，住院期间看不见，生活不能自理。为了不影响工作，她坚持一个多月每天清晨5点来医院帮我刷牙、洗脸和进行其他生活料理，然后去上班，下班后再来医院照顾我。第二次我因肺炎住院，那时她自己脑梗塞刚出院，见我几周高热不退，她很担心，来医院看我。她发现我用了很多好的药后仍不见好，就建议医生改用青霉素治疗。她说青霉素对肺炎杆菌效果是最好的，果然，用了青霉素以后我很快就痊愈了。第三次我发烧住院，正逢大热天，高温，她冒着酷暑每天来医院守护着我。一天，她观察到我在静脉滴注头孢类抗生素后出现气急、缺氧等症状，她根据多年的临床经验判断我出现了药物过敏性休克，而当时我住院的医院比较小，医生对过敏性休克的病例看得不多，医生判断不出来是过敏。她很着急，建议医生用点激素，用了激素，我就一点点好了起来。可以说我三次生病，性命都是她救的。如今我身体已无大碍，每当我想起这些心里充满感激，我觉得我生活中离不开她。如今我俩已步入晚年，我衷心希望我们俩能相互爱护、互相关心，开开心心地度过余生。"

李老师用自己的专业知识和技能照顾家人，而相应地，家人也给予了她很大的支持，让她没有后顾之忧。当被问及李老师工作忙，在家的时间很少，对李老师是否有埋怨，李老师的爱人回答说："医院的工作就是这样，没办法，不分昼夜。她刚做护士的时候是三班倒，很忙。当了护理部主任以后也忙，年三十都不在家吃年夜饭，她还要去工作，去慰问护士。我到现在都觉得护士工作很辛苦，待遇也不高，不过这个工作很重要，三分治疗七分护理。特别是手术后的护理，确实是比医疗还重要，护理不好，恢复就很差。我母亲年纪大了以后身体不好，都靠她护理，我母亲活到97岁。"

谈到儿子的教育问题时，李老师说："那个时候不像现在要求这样高，小孩没什么压力，而且自理能力也很强，读书靠他自己。现在小孩负担重、读书要大人陪、依赖性强。我儿子小的时候，家里有4个小孩，我儿子、我侄女、我爱人的双胞胎侄女，他们可以在一起玩，不觉得枯燥。我儿子也知道妈妈工作很忙，总是要倒三班，他也习惯了，而且有玩伴，不像现在独生子女这么孤独。我常利用休息的时间带他们去公园玩。"李老师的儿子目前在一家公司负责财务工作。李老师说："我儿子工作还是靠他自己，但我很注重引导他。我告诉他做财务工作一定要把账目搞清楚，不能有半点虚假，不能贪污。现在他升为财务部经理，我告诉他作为管理者，首先要有目标，然后根据目标制订计划，接着实施，而且要写总结。我还叮嘱他要有礼节、敬老爱幼，比如老经理要退休了，作为后辈应该尊重他，给他送个纪念品、开个欢送会，以表示对前辈的敬重。此外，对下属要爱护，跟同事之间要把关系处理好，管理的工作要做好是靠大家，不是单靠自己一个人。他按照我的建议去做，现在事业发展得比较顺利。"

幸福是一种内心快乐的状态，不是一种纯粹客观的状态；外在的财富和遭遇仅是条件，如果不转化为内心的体验，便不能称其为幸福。感到幸福也就是感到自己的生命意义得到了实现。从李老师爱人的话语中我体会到了平淡的幸福的含义。李老师用自己丰富的临床经验在爱人生病的时候给予了及时的照顾，挽救了爱人的性命。李老师还以自己的管理经验给做管理工作的儿子提供了宝贵意见，让他在工作上不走或少走弯路。

延伸思考

南丁格尔是护理精神的化身，学习护理专业的学生心中总有个梦想，那就是成为像南丁格尔一样的既美丽又专业的护士。然而如何成长为一名合格的护士并坚定而辉煌地在护理这条道路上走下去，是萦绕在每个人心中的疑惑。我想我从李雅琴老师的身上找到了答案。

李雅琴老师从护士学校毕业后一直以减轻病人的痛苦为目标，无论是作为一名学生、护士还是护理管理者，她总是通过不断的努力学习来提高自己的业务能力，因为她深知要获得他人的尊重和认可必须通过成绩来换取，而成绩则需要坚持不懈的努力来实现。李老师曾说："我觉得我像中药里活血通经、祛瘀止痛的红花。当我还是年轻护士时，我运用学习到的本领帮助病人减轻痛苦，就像一朵美丽的小红花，得到病人的喜欢；当我走上护理管理岗位时，我尽可能地疏通好护士之间及护士与医生、各职能部门间的关系，得到同事的认可。"这让我想起唐代诗人李中《红花》中的诗句"红花颜色掩千花，任是猩猩血未加。"我仿佛看到当年穿着白色护士服穿梭于病房的李老师那靓丽的身影，她如同红花那样诠释着护士的形象美、心灵美、行为美和语言美。

（王丽霞　上海中医药大学护理学院临床护理教研室）

护士职业的思考与再定位

在王老师的带领下，我们对李雅琴老师进行了访谈，让我感触颇多。现在的李老师早已退休在家，但谈及自己的护理生涯，却是神采奕奕。李老师与我们分享了很多自己在护理道路上的各种趣事，充满激情活力的话语时刻向我们传递着她对护理这一职业的喜爱，也让我对护士这个职业有了重新的定位和思考。

与我们当中的很多人一样，李老师因为专业调剂进入了护理专业学习。虽然不是自己填报的专业，但李老师的学习却是十分认真刻苦，考试成绩科科优异，其中内科、外科和基础护理的成绩都为5分（当时最高成绩为5）。当我们问及她的学习动机时，李老师的回答十分朴实："就是想学到知识，学到本领，成绩好点，得到老师的表扬。"这种类似小学生期待老师的表扬的口吻让我们忍俊不禁。

护士应该减轻病人的痛苦，是李老师这么多年护理工作的最大感触。这不禁让我们联想到自己，在以后的工作中是否也能做到减轻病人的痛苦呢？或许，我们依旧在抱怨着操作课；或许，我们还是在嬉笑着给模拟人打针。但是，在日后的工作中，我们护理操作的对象是有血有肉、有知觉的人，我们今天练习的操作技术都会在未来工作中用到病患身上。只有理论知识扎实，操作技术过关，才能真正做到减轻病人的痛苦。我们可以不喜爱，但是必须具备这个行业的职业道德，担负起相应的责任。

大一时的我们都或多或少的有过换专业的想法，但并不是每个人都能成功。曾经，李老师有机会转到医生队伍中，但是李老师拒绝了。这出人意料，却也是情理之中。她这样解释："医生我不能做到最好，但是护士我可以最好。"在我们看来，医生职业相比护士职业在各方面都好；但是，我们却忽视了医生这个职业手里握住的是患者的健康和生命，不是好与不好可以衡量的，而是适不适合，能不能够胜任。当然，这并非否认护士的重要性，只是相比较而言医生的责任和主导性更大些，相应的压力和风险也更多。之后，护士学校的曹老师请她做护校的老师，但李老师因为喜欢与病人交流而谢绝了。

李老师的话也让我开始审视自己。因为父亲职业的关系，我对护士并不陌生，甚至是熟悉。从小我便觉得护士很美，特别是她们雪白的外衣和燕帽、温柔的笑容。但得知自己被调剂到护理专业时，内心却涌动出难过和委屈的复杂情绪。我是个很要强的人，但为了不让父母失望我还是抱着试试看的心态来到了上海。可是几个月的学习并没有让我接受这个专业。辅导员想了很多办法让我们重新了解和认识护理专业。一次，一位护理专业的学长与我们交流自己对护士职业的认识和感触。在很多人眼里，男护士是另类，我当时的感觉亦是如此，认为这位学长就是个奇特的存在。但是听完李雅琴老师讲述自己从事护理工作时的故事和感触，她对护理事业的热爱和几十年的默默辛勤工作让人敬畏，让人感动，也让人惭愧——目光狭隘的我们有什么理由对护士这一职业说三道四呢？同时也让人忍不住好奇，护理职业中到底有什么让人如此甘之如饴？

不可否认，许多现代人都认为护士是白衣天使，是美丽的，但同时又觉得护士的社会地位不高。作为护生的我们，也有不少人抱有同样的想法。因为护士干净整洁，救人性命，所以美丽；但又因为工作细琐繁重，铺床、清理污秽等，工作时间长，工资待遇也不如其他高薪职业，所以社会地位不高。这是一种既矛盾又错误的认识。如果没有护士，人生病住院了，谁去承担病人的专业护理工作？这种认识是导致当下我国护理人员缺口不断扩大的原因之一。诚然，现在中国护士的社会地位并不如在国外的护士高，但是许许多多前辈都用自己的青春和汗水为我们铺好了路，打好了基础。而且，人们对护士的认识也在不断地改变，护士的待遇和社会地位正在不断地提高。如今的护理队伍需要新的力量，迫切需要我们的付出和努力。

在整个访谈过程中，我们听得最多的就是"我热爱护理工作"。并不是每一位做过临床护理工作的人都能由衷地这样认为。当今社会，是浮躁的社会，我们迷茫，我们不安，我们随波逐流。我们想要很多，但又不知所措；我们想法很多，却又缺少行动，缺少实现的热情。李老师用自己的人生经历告诉我们，护理是值得为之奋斗一生的事业，为之努力是一件幸福而有意义的事。

泰戈尔在《飞鸟集》中写道"生如夏花之绚烂，死若秋叶之静美"，优美的诗句含蓄地表达了作者的人生观和世界观。生命应该如夏日的花朵一般热烈绽放，方能在死亡来临时对自己的人生满足而无悔。"我希望你们好好学习！好好学习理论基础，好好练习技术的基本功，然后应用到临床。同时还要学会总结，将在临床上学到的知识整理成论文发表。还有，就是要爱护理事业，为我们的护理事业努力！"这是李老师在访问最后送给我们的话，愿你我共勉。

（刘欣　上海中医药大学护理学院2011级护理本科）

非学无以广才，非志无以成学

炎炎夏日，伴着婆娑树影，我们来到李雅琴老师家，对李老师进行了愉快的访谈。李老师十分健谈，她讲述的漫漫38年的护理生涯，让我感触颇深，也让我对我所经历的大学学习生活进行了很多反思。

考上大学，对于很多望子成龙的父母来说，感觉离成功只有半步之遥了。但其实我们还遥遥无期。就现在来看，大学，确实如我们高中所听闻的一样，在大部分时间是轻松愉快的，与之付出的代价是平日上课走马观花或者直接逃课。我们太过于痴迷于这种从小到大几乎没有过的自由，于是出现很多终日不出寝室的"游戏党""美剧党"。这种生活一开始或许能让我们感受到疯狂的快感，时间久了，会沉沦，会迷茫。

所以我们不应滥用这份自由，作为一名大学生，我们应利用这自由时间"好好学本领，学知识"。

相信现在很多学生用着这样一种学习方式：平时上课基本不去，考试前突击学习，通宵背书。其实光听就知道这是种很不可靠的方法，但仍有同学认为这种方式的学习虽然考试成绩不会很好，但也不至于挂科，却可以换得轻松愉快的大学生活；于是顺着这种惰性，自然而然地进入了这种看似"完美"的循环。这样度过的大学四年，收获是微乎其微的，通过突击记忆的知识很快就忘了，缺乏自己去思考的过程。和李老师相比，我们缺少一颗要强的心，认为混个中等，马马虎虎就可以了。论原因，有一部分是因为对护理的认同感还不够高，一部分是对未来目标的迷茫，缺乏动力。在李老师那个年代，学生们也许没有我们这么多想法，但他们却有我们都匮乏的"无论做什么，都要做到最好"的信念，我相信这也是李老师成功的秘诀之一。当然有想法，也不一定是件坏事，但当我们的想法不足以得出一个让自己满意的结论时，我们不应在原地逗留，而是应该先做好当下我们能做好的事。作为学生，我们的基本任务就是好好学习。我们想要变强，首先要改变我们的学习态度。

尽管李老师的学生时代已经过去40多年，但是她的学习方法对我们依然受用。首先我们应该做到的也是很少有人做到的：上课认真听讲。对于几年前的我们来说，也许这是再平常不过的一件事，然而作为大学生的我们认真做到并不容易，上课玩手机、睡觉，甚至逃课时常发生。我们应调整自己的作息规律，提高自控能力，坚持认真听讲，同时坚持自己思考。无论是在课堂上，还是课后，不懂就要问。护理是门实践性很强的学科，就像李老师说的"理论跟实践一定要结合，没有实践，你的理论还是空的。"回想我周围的同学对于平常课程学习中提供的模拟医院实践的机会总不是很珍惜，通常是为了应付考试，我想是因为我们在现阶段还没体会到实践的重要性。

　　李老师的学习经验给我另外一个很大的启示，就是积极主动，无论是在学校或在医院。知识点不懂要积极去问，技术不熟练要积极去练，做错了，要积极寻找原因。甚至李老师用了"偷学"这个词来形容自己在医院对于清创的学习，可见老师对于学习是如何的乐此不疲。如今大学的选课模式给了我们本科生学习更多知识的可能，可很多人却缺乏这种积极主动的热情，选完专业课便草草了事。其实我们应好好利用这个机会来充实自己，我们走上工作岗位以后就可能很少有时间和机会再学习其他内容了。李老师一直觉得自己理论知识太少，所以鼓励我们护理专业本科生在大学中充分吸收养分，来填充自己。"我希望你们好好学习，要好好学习理论基础，好好练习技术的基本功，然后应用到临床，最后总结，发表论文。还有，要爱护理事业，为我们的护理事业终生奋斗。"这是李老师对我们的期望和鼓励。积极主动地去做好每一件事，及时把握我们遇到的每个机遇，无论对于现在在学校的我们抑或是将来，都是很重要的。相信做到这些，我们一定能学到更多的知识，让大学生活更充实，为我们的未来护士之路打下良好的基础。

　　访谈结束了，李老师灰黑的头发、明亮的双眸、轻快的谈吐，深深地印在了我的脑海中。李老师永远追求最好的上进心，深深感染了我，让我重拾对学习充满热情的心；李老师对于学习的积极主动，深深触动了我，让我重新审视自己的学习态度；李老师对于护理事业的热爱，深深打动了我，让我重新认识了护士这个职业。李老师用自己的人生经历告诉我们，护理是值得为之奋斗一生的事业，为之努力是件幸福而有意义的事。

　　现在的你或许依旧迷茫，但是请不要彷徨。好好学习，你的未来会是一部华彩的乐章。

（梁勇　上海中医药大学护理学院2011级护理本科）

情味于人最浓处

——中医护理专家于淑钊叙事故事

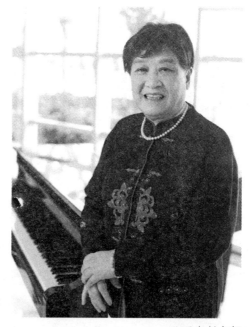

◆于淑钊老师

专家寄语

　　每个人的一生都经历了辉煌与喜悦、坎坷与曲折、困难与奋斗、思索与升华的人生过程。庆幸往昔的一切早已融入我的护理事业中。"风风雨雨数十载，碌碌庸庸有愧身；是是非非由彼去，平平仄仄自怡神。"

　　年轻的白衣天使们，希望你们青出于蓝而胜于蓝，长江后浪推前浪，在工作的传承中创造新的未来。希望你们牢记护士的天职，发扬先辈南丁格尔的精神，尽职尽责，救死扶伤，刻苦钻研，精益求精，将生命和知识献给伟大的护理事业！

于淑钊

2014年9月12日

专家小传

于淑钊，上海人，主管护理师，生于1937年5月。1952年考入上海市第四高级护士学校。1954年8月毕业，分配到上海中医实验院（现曙光医院）从事护理工作。1974—1975年于上海中医学院卫生人员进修班脱产学习一年，后任内科住院医师。1980年主动申请重回护理部工作。1982年任曙光医院中医内科急诊病房护士长。1985年任曙光医院内科护士长兼护理部总带教。1987年任护理部副主任，直至1992年退休。工作期间曾任上海中华护理学会中西医学组组员。

专家印象

曾有人这样说过："人生至善，就是对生活乐观，对工作愉快，对事业兴奋。"于淑钊老师恰是这样一位对生活、对事业都充满无限热情的人。第一次见她，是在她的家中。我还没有上楼，于老师已经打开了大门，挂着拐杖在门口等我。她精心准备了茶点，给我展示她的书法和绘画作品，还有她养的一对情侣鹦鹉和两只乌龟。我注意到她亲手用废报纸做的收集垃圾的精致小纸袋。于老师是如此和善的长者，即使是初次相见，也不会让人感到拘束。

今年77岁的于淑钊老师身体不是太好，很少外出，唯一的社交就是和以前的老同事打打电话，聊聊彼此的近况。听说我对中医很感兴趣，于淑

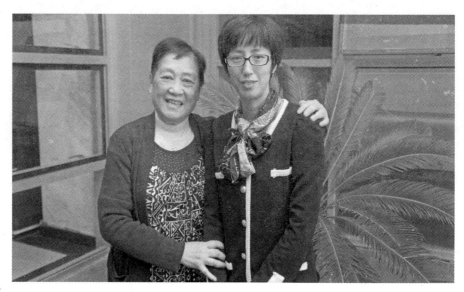

◆本文作者与于淑钊老师

钊老师就很认真地和我聊起各种中草药、中医辨证施护和辨证施食，逻辑清晰，目光炯炯。每一次提到中医护理的未来发展，于淑钊老师总是滔滔不绝，激动的神情溢于言表。在这位优雅的长者口中，几乎没有时间障碍，也没有空间障碍。她讲得那么现代，很多专业资讯，连新一代同行或许都跟不上。

于淑钊老师毕业于西医卫校，却从事中医护理工作近40年。作为最早的一批中医护理人，于老师从普通的护士做到中医内科急诊病房的护士长，继而任医院的总带教、护理部副主任，一路走来，不离不弃，最终成为大家敬仰的中医护理专家。跟成功人士对话，最大的感触就是能从他们身上汲取正能量，也能从他们的奋斗足迹中学到很多东西。是什么让于淑钊老师对中医护理事业如此坚守？又是什么让她在平凡的照护中，迅速得到病人和同事的认可，成就了护理事业，实现了人生的价值呢？让我们沿着于老师护理职业生涯的足迹一步一步走过，共同来寻求答案。

一、懵懂入行，因选择而热爱

1. 多才多艺的女"博"士

于淑钊老师 1937 年 5 月出生在经济条件比较富裕的家庭，从小过着衣食无忧的生活。1952 年初中毕业后，父母认为女孩子当护士很不错，工作相对稳定，护校离家路途又近。在家长的要求下，于老师报考了护校，不久后便以较高的成绩被市第四高级护校录取。

"入学前从未进过医院，对'护士'二字毫无概念。"于老师回忆到，"入学后，随着对护理课程的学习，渐渐了解了护理工作。我的班主任老师是位老护士，她对我的影响比较大，她经常自豪地给我们讲她和她的病人的故事。她总是告诉我们，护士是最神圣的职业，是生命的守护者。她爱她的病人，她爱她的护士职业。那时，我就想着'我也要做像她那样的好护士'。"

像许多的护理人一样，最初走上护理的道路，并不是于老师自己的选择，但于老师又是非常幸运的，她遇到了一位非常热爱护理工作的职业引领人，她从班主任老师那里感受到护理工作的神圣，领悟到做一名护士被人需要的幸福。因热爱而选择，当然是最理想的，但是，如果是职业选择了我们，我们同样也可以选择热爱，选择坚守！

于老师的性格外向活泼，爱唱歌，爱跳舞，喜欢运动，经常参加学校和单位里的各种演出，是小有名气的"百灵鸟"。在校内虽然是班级里年龄最小的，但是成绩却总是最好的。由于她喜欢新鲜事物，什么事情都愿意尝试，涉猎广泛，同学们都叫她女"博"士。

岁月如梭，今日的于老师虽然鬓发斑白，仍然保有着对新事物不断学习和探索的兴趣。于老师认为："护士不仅仅是要有娴熟的护理技术，也应该具有多方面的知识，开阔视野、发散思维。护士应该去学习一下艺术，提高自己的修养，这样才能和不同的病人沟通，了解他们的内心。护理是一门专业，更是一门精细的艺术。"的确，护理不仅是机械、刻板而冷峻的操作，也是一门爱与照护的艺术，是把伟大的博爱精神、人文关怀、美学原则及爱的情感以专业化的、理性的而又艺术的方式表现出来。

2. 乐于助人的"一阵风"

1954年，卫校毕业后的于老师被分配到了上海中医实验院，该院不久更名为上海市第十一人民医院（即现在的曙光医院）。起初于老师被分在肾内科病房，因为以中医药治疗为主，护理操作比较少。空闲时，于老师就自己找事情做，帮病人洗毛巾、洗茶杯、煮点心、代购生活用品等。虽然都是一些零星琐事，但是她都很乐意去做。她说："护士就应该帮助别人，病人的需求都要尽量满足。"

于老师做事利落，又爱说爱笑，走路极快，病人们都非常喜欢她，亲密地称她"一阵风"。病人们总爱开玩笑说："瞧，一阵风小姑娘又来了""让一阵风小姑娘帮你做吧"。"记得有一次，病人找我帮忙冲藕粉，我从来没冲过，把温水直接倒进了装藕粉的碗里，结果藕粉没冲开，还出了洋相。"说到这里于老师禁不住笑起来，仿佛她还沉浸在旧日的记忆里。

有一段时间，于老师工作的病房收治了很多学生，因为家在外地，没有人照顾他们。那时候也没有病号服，学生们高热出了很多汗，于老师看到他们的衣服很脏，就叫他们把衣服脱下来，拿回家去和自己的衣服一起洗。小病人们看到都非常感动，亲切地叫她"于姐姐"，临出院时，还一一握手拥抱。

仁爱之心使平凡的护理工作闪耀着人性的光辉。病人无医，将陷于无望；病人无护，将陷于无助。护理是一种帮助性的专业。伟大的护理专家南丁格尔也说过："护士必须有一颗同情心和一双愿意工作的手。""病人的需要，尽量满足"是于老师最为朴素的职业情感，正是在这种思想的指导下，她愿意帮助病人，不嫌弃，不推托。只有从内心深处愿意帮助他人，才能从帮助中得到满足，在照护中感受价值。

二、不断积累，因兴趣而学习

1. 从抄方开始，爱上中医

当时，对分配到中医医院，于老师也有一些想法，毕竟自己是学西医的，对中医什么也不懂，今后如何工作呢？班主任老师知道她的顾虑后耐心地劝解她："你是一个优秀的学生，又喜欢帮助别人，将来一定会做个好护士的。中医不懂不用着急，你慢慢地学就好了。"

于老师听从了班主任老师的话，从此将"中医不懂，慢慢地学"牢牢地记在了心里。在她后来职业生涯的30多年中，她每天都在践行着这句话，被这句话鼓舞着。

起初，于老师对中医中药的精髓究竟是什么，以及为什么看中医的病人有那么多感到很奇怪。为了学习中医知识，她开始翻看病历，看不太懂的地方，就去问医生。于老师说："我嘴巴很会讲，又爱笑，医生们都很喜欢我，也愿意告诉我。"就这样，于老师逐渐对中医的治疗有了认识。

随着对中医辨证施治的了解，于老师也深深地爱上了中医。于老师感慨地说："越是学习中医，就越能感觉到中医辨证施治的优越，祖国医学的确是不可丢弃的瑰宝。"

最初，于老师对中医的学习可能是因为工作的需要，对中医的好奇。随着对中医认识的不断深入，她对中医的不断钻研和探究则完全是出于对祖国医学的热爱和对中医辨证施治的痴迷。

后来为了学习中医，在门诊时，于老师主动提出帮助医生抄方，她觉得这是学习中医的最好的途径。她一边抄方，一边还要到病人那里去询问：“老伯伯舌头给我看看”“老妈妈服药后感觉好些吗？能让我摸摸你的脉象吗？”再到后来，于老师经常在做完治疗后见缝插针地溜到医生身边听他们查房，她觉得哪怕听一个病人的查房也是好的。特别是医师对每个病人的“望、闻、问、切”，如何辨证施治，她都听得十分详细，越听越有味。利用中、夜班工作空闲，于老师还翻看了大量病历，学习对各种疾病是如何辨证分析的。“翻看病历的时候看到精彩有用的地方，我就一一摘录下来，陆陆续续写了好几本，现在还保存在家里。”

对工作的投入度、专注度以及热情和激情往往是最值得看重的。正如一位企业老板所说：“专业的、执着的、优秀的人才是无价的。”于老师是学习西医护理的，没有任何中医基础，但她以对中医的热爱与专注促使她不断学习、探究，最终成为了知名的中医护理专家。于老师的故事告诉我们：无论在哪个行业，只要有敬业和专注，都能干出一番成绩！

2. 从护士到医生，从医生到护士

工作中的自学让于老师掌握了中医的基础理论和知识，完成了最初的对中医知识的积累，也为她后来参加住院医师培训赢得了机会。机会总是留给有准备的人！

20世纪70年代，由于住院医生青黄不接，医院就决定培养一批有经验的护士，经过短期学习培训担任住院医生工作。当时由于于老师勤奋、爱学、好问，内科病房医生一致推选她去中医学院卫生人员进修班，脱产学习一年。深知自己是西医出身，中医理论知识缺乏的于老师，非常珍惜这次脱产学习的机会。她不仅课上认真听讲，详细地记好每一堂课的笔记，每天晚上都要复习看书看到深夜。她说：“别人需要四五年修完的课程，我要一年完成。”功夫不负有心人，学期结束时，于老师由于表现突出，代表整个班级进行了一次关于中草药的学习汇报。

短期培训结束后，于老师便被分配在内科当住院医生，在病房和急诊室交替工作约有五六年之久。于老师回忆道："那几年跟着潘维明主任做住院医生，虽然很辛苦，每天除了查房、处理病历、值夜班，还要不断地学习新的东西。毕竟做医师是半路出家，但这种经历也的确让我受益匪浅，学到了很多临床诊断要点和操作技能，比如胸腔穿刺、心脏穿刺、气胸抽气减压、骨髓穿刺、急救技术等，也能独立辨证处方。"

随着高考的恢复，本科大学生逐渐进入临床缓解了医生短缺的问题。也就是这时候，于老师面临着一个职业选择的新问题：是继续做医生，还是回去做护士？

"'三分治疗七分养'，护士和医生的工作同等重要。但做护士有更多的时间与病人接触，更适合自己的个性，而且我本身就是学护理的，做中医护士会有更好的发展前途。"思考再三，于老师放弃了做了6年的医生，毅然决然地回归了护理行业。

从护士到医生，从医生回归护士，特殊的时代，使于老师的职业角色发生了重大的改变。但是，于老师对自身的个性与优势有着非常清醒的认识：6年的住院医生，她学到了更多的中医知识和技能，这是她的优势；她喜欢做护士，而且中医护理是开创性的事业，有更好的发展前途，于是她选择回到护理行业。从此，于老师坚定地走上了中医护理的道路，并将发展中医护理为己任，不断前进。在职业选择方面，不被现实世界的虚荣所影响，审时度势，听从内心的召唤，跟随自己的梦想，是很多人很难做到的！

三、投入工作，因挑战而兴奋

通过不断地学习和实践，于老师从一名西医护士，蜕变成了一位具备扎实的中、西医理论知识和操作技能的护理专家。这不仅使她在日常的照护中更加得心应手，也使她具备了独当一面的工作能力，让她在中医护理事业的道路上越走越远。

1. 挑战与机遇并存

20世纪60年代，于老师所在的上海中医实验院开办了以针对高血压、肝病、胃病、神经衰弱为主的康复治疗，并成立了"气功之家"。

"这是一个新课题，真正的白手起家。"于淑钊老师说，语调里充满了自豪。

"护理部主任要我来负责组建工作，我设法到气功疗养所去听了一堂课，把讲课内容一字不漏的全部记录下来。回来后，一边整理，一边不断地从其他书本上充电，补充内容。后来就自己给病人上气功课，作示范，教授太极拳、练功十八法等。当中还穿插了中医穴位注射，如用中药的针药打到涌泉穴为高血压病人降压。"（注：当时做穴位注射是不需要医嘱的，护士可以直接做）"为了使病人开阔心胸，有相互交流和沟通的机会，我还组织他们到复兴公园去锻炼，座谈交流。先后举办了数十期，病患总共超过千余人次，得到病人的一致好评。每一期都留下了珍贵的毕业照。"于老师还将上课资料、书本摘录、心得体会等整理成册。

可以想见，使上千人受益的气功学习班在复兴公园里开办得如火如荼。我不得不感叹：中医护理很早就在老一辈护理专家的带领下走进了社区！

于老师在困难面前总是充满激情。不怕挑战，愿意接受新事物，是于老师性格中的一大特点。困难对于愿意接受挑战的人来说，更像是证明其能力的一个机会。当机遇敲门的时候，要是犹豫着该不该起身开门，它就去敲别人的门了。挑战往往与机遇并存，困难更能激发一个人的潜能，害怕困难，不敢接受挑战，那么潜能就永远不会被发现。

20世纪80年代，由王左医生成立了中医内科急诊病房，于老师被推荐去当护士长。中医内科急诊病房虽然床位不多，但收治的病人绝大多数病情危重，要求医护人员不仅要有扎实的中医技术，还要有很强的应变能力。于老师毫不犹豫地欣然接受了这项新任务。

"我想我该如何担当此重任呢？既要体现中医急诊模式，更要帮助病患树立战胜疾病的信心。"于老师首先从布置病房环境着手，请老中医用隶书写上鼓励病人治病、养病的条幅，配上镜框挂在病房的墙上来创造中医养生治病的气氛，例如："知足者常乐""常常想病病会重""处处快乐乐无穷""欢声笑语长寿路""傲雪斗霜战病魔"和"养身健脑延年益寿"等。

所谓急诊，体现了一个"急"字。特别是厥脱症病人，来者都比较危重，血压下降至零，那时就需要护士快速、正确地建立静脉通道，一面推注药液，一面观察血压变化，直至病人升压、脱离危境为止。后来，于老师根据急诊病房对厥脱症病人护理的成功经验，撰写了"厥脱症的中医护理探讨"，并做成幻灯片，拿到全国中医护理大会上交流，得到同行们的好评。

2. 细心观察，不断探索

于老师经常告诫年轻的护士要注重病人的情志变化。于老师曾经遇到过一位患心脏病的病人。"本来病情已经稳定，他失散十几年的哥哥忽然来探望他，他在病房里太开心了，哈哈哈穷笑，笑着笑着就没声音了。当时我正好路过病房，直觉告诉我病人出问题了，我一面马上去拿血压计，一面叫其他病人赶紧通知医生来抢救，但是已经来不及了，病人最终还是没有抢救回来……"看到病人的意外离世，于老师非常沮丧。回到家里她查阅了大量的中医书籍，更加深刻地理解到了情志对人健康的影响，七情不协调甚至失控就会引起人体脏腑、经络、气血的不平衡。

此后的临床工作中，于老师特别注意观察病人的情志变化。她说："急救稳定后，病人的思想情绪非常不稳定，想法各异。有急躁的，有失落的，有抑郁的，也有开朗的，很多病人会表现出和生病前不一样的个性。"于老师规定病房的护士一一与病人的家属沟通，了解病人的性格、情趣，以七情相互调摄的方法，怡情悦性，舒畅情志，将心理调节到最佳状态。对于一些特殊的病人甚至让护士坐在床边与病人谈心，使他们的心结打开，让他们树立起与疾病斗争的信心和勇气。

于老师在工作中悉心观察，勤于思考。她发现，经常使用药液点滴，会使得静脉疼痛，甚至导致静脉炎。经过与中医外科医生研究商讨后，决定采用中药膏剂预防静脉炎：应用两种化淤止痛的中药，制作成膏剂，待注射完成后，涂抹在注射点上一寸处，使其吸收，减少痛苦，并在内科病房开始实施，收到了很好的疗效。后来由于工作实在太忙，无暇顾及，这个项目没有写成论文。这也成了于老师护理工作中的一个遗憾。

护理实践中的细心观察，使于老师不但出色地完成了护理工作，也使她成为了会思考的护理研究者。史迈尔说过："对微小事物的仔细观察，就是事业、艺术、科学及生命各方面的成功秘诀。"

1929年，英国学者费莱明发现了青霉素，并因此获得了1945年的诺贝尔奖。据说1928年9月的一天，弗莱明在一间简陋的实验室里研究一种病菌——葡萄球菌。由于培养皿的盖子没有盖好，从窗口飘落进来一颗青霉孢子落到了培养细菌用的琼脂上。弗莱明惊讶地发现，青霉孢子周围的葡萄球菌消失了。他断定青霉会产生某种对葡萄球菌有害的物质，因此发明了神奇的抗菌药物青霉素。有人认为费莱明发现青霉素是非常偶然的，完全是好运气使他获得了成功，但是仔细想一想，如果不是他在工作中的细心观察，恐怕再好的运气也会溜走。

3. 工作辛苦但快乐

回忆起在医院工作的日日夜夜，于老师有很多感慨："我每天清晨7点不到来到医院，晚上近7点回家，饭桌上经常是'红肠炒土豆片'。工作虽然很辛苦，心情却很舒畅。有时病人多，需要顶班，16个小时我一个人上班。"

夏天高温，医院条件差，急诊室只有一台电风扇，而且周围都是居民区。中班急诊病人很多，总在一百多人，护士们经常忙得汗流浃背，衣服湿透。

"虽然大家都说临床工作是很辛苦的，但我觉得临床工作是最直接的服务于社会的方式，用我们的知识和爱心解除病人的痛苦是每一个护士的心愿。每当成功抢救一名生命垂危的病人时，感觉内心非常轻松而欣慰。"

所有从事护理工作的人都知道，护理工作是琐碎的、平凡的，但护理工作又是非常值得自豪的工作。护士是生命的守候者，许许多多的人因为她们的努力、辛勤、认真、热情和奉献，过着幸福快乐的日子。她们的双手，她们的微笑，她们的善待，让这个世界温暖！虽然没有人能记起她们的名字，但她们坚信赠人玫瑰手有余香！她们就是那样的天使！在许许多多的深夜白昼，她们辛苦地游走在病人中，但她们依然快乐，因付出而快乐！

四、传承中医护理事业，因热爱而坚守

1. 利用空闲，讲解中医知识

虽然是学西医出身，于老师却非常热爱中医，并越来越觉得祖国医学的确是不可丢弃的瑰宝。作为中医护理人，她觉得应该为中医护理事业的传承作些贡献。

由于护士都来自西医护校，对中医药学知识的了解比较缺乏，于老师就在午后病人休息时，为科室的护士讲解中医知识，如常用的中草药学、中医基础理论，并用舌象模型来辨舌，相互观察各自的舌象并进行分析。于老师又去中药房借了许多常用的饮片给护士识别，如党参、黄芪、黄连、黄芩、黄柏、白术、芍药、茯苓、当归、甘草等。

无论是作为专业人员的护理工作者，还是正在接受救治的病人及家属都是于老师传播中医护理知识的对象。让更多的人知道中医、接受中医、从中医中受益是于老师作为中医护理人的理想。

于老师经常组织病员家属集中到大病房，为他们讲解简单易懂的医学护理知识。如中医饮食调养之护理，什么叫上消化道出血，怎样区别近血与远血、阴虚与阳虚的舌象、红参与白参滋补、清淡与厚腻饮食等。于老师还把亲身看到的病例讲解给病人听，病人和家属都认真听讲并思索，还时时提出些问题要她解答。于老师也乐意与病人和家属交流，比如告诉他们何谓两耳时时轰鸣，以及如何解决的方法，用两手掌重压两耳，使其不透气，随后两手突然放开，反复两三次，耳鸣便会消失。另外，如感冒、失眠、便秘、牙痛、腹痛的病人应该按在哪些穴位，她都详细地教会家属。

由于愿意与病人交流，经常为病人及家属宣教中医知识，于老师得到了病人及家属的高度认可与赞扬。良好的护患关系是建立在相互沟通、理解、尊重、支持配合的基础上的。正如2010年度感动中国获奖人物王万青在颁奖盛典上所说："与病人之间感情交流，互相信任，互相亲切，很多问题可以解决，很多药物不能解决的都可以解决。"健康教育是最好的护患沟通的切入点，健康教育不仅使病人掌握相关知识，配合治疗，同时增加病人对护士作为专业人员的信任感，而信任是一切良好关系的开始。

2. 举办中医学习班，交流学习

于老师曾和王左医生合作举办了两期比较有影响的学习班。一是全国性中医内科急诊护理学习班，二是全国中医护理科研学习班。于老师回忆说："学习班获得了一定的成功，提高了医院的知名度。学习班吸引了全国各地的护理人员参加，每期都有一百人左右，最远的来自新疆。临别时学员们都依依不舍地握手再握手，以后也常有联系和交流。"随后，办学习班的热潮逐渐上升，如龙华医院在彭佳珍老师带领下，办了中医护理学习班、卢湾区的中医护理学习班等，于老师都参与了讲课。在中医学院摄制组的大力支持和吴霞老师的带领下，于老师参加了"中医护理技术操作规范"的录像制作，内容包括针灸、拔罐、刮痧、饮食宜忌、护理查房等。

于老师对中医理论和技能的熟练掌握来源于早期的学习积累。扎实的中医基础不仅让她为病人解除了病痛，也使她慢慢成为了中医护理的学术带头人。中医博大精深，而中医护理却是一个开创性的事业，于老师及老一辈的中医护理人不畏艰辛，时刻以中医护理的传承为己任。正如于老师自己所说："我热爱中医护理事业，并坚持将其发扬光大。"

3. 成立中医护理研究室，提高科研能力

20世纪80年代末，在护理部主任吴霞老师的建议下，曙光医院成立了"中医护理研究室"，并由于老师担任负责人。于老师选择了一些对中医知识比较了解的护士作为骨干，每半月举办一次活动。于老师先让她们自行充电，翻阅各地的中医杂志或去中医文献馆阅读有关书籍，摘录些中医护理所需内容，把它们归类做成文摘卡，便于随时翻阅，作为书写论文的参考，还一起去中药苗圃，识别各种中草药。于老师说："大家兴趣极高，认真好学，提高得很快。"在此期间，于老师将撰写的论文《厥脱症的中医护理探讨》在全国中医护理大会上进行交流。后来，于老师每年都坚持写论文，她的论文均在全国或五省一市举办的中医护理大会上交流。

科学研究是专业发展的必经之路。中医护理要想发展必须依靠科学研究。20世纪80年代，整个护理研究还刚刚起步，于老师和老一辈的中医护理人员已经认识到科研的重要性，并且开始探索，实在是难能可贵。科学研究与兴趣是分不开的，而持久的兴趣只能来自于对中医护理的热爱。

4. 在小区宣讲中医知识，退休不褪色

1992年，55岁的于老师离开了她工作了近40年的护理岗位。但退休后的于老师并没有像其他人一样享受天伦之乐，她仍然不忘自己是中医护士，利用一切机会，通过一己之长，帮助更多的人。

"我主动与小区的物业商量，每周一次，每次3小时，义务为居民测量血压，进行健康咨询。我一一记录居民的简单病史，住几号几室，若数周未来，还会主动打电话询问。"于老师利用老人聚会时给他们讲解中医知识，包括饮食护理、饮食相克六宜、情志护理、指压法、手掌保健操等。

久而久之，小区居民都知道有这么一位退休的老护士，知识渊博，乐于帮助他人。后来就经常有人上门咨询，虽然于老师自己身体也不是很好，但对每次来访都热心接待。

帮助、照护别人已经成为于老师的一种习惯，成为了她生命价值的一部分。即使离开了医院，离开了她的病人，她还是会主动地、不计任何报酬地、热心地去帮助和照护她身边需要帮助和照护的人。

延伸思考

护理是照护的科学和艺术。要想成为一名好护士，必须具有正确的职业价值观：以病人为中心，主动照顾和帮助病人。于老师一直都在用自己的知识和爱心主动帮助和照顾他人，这种照护已经成为了她生命的一部分，以至于她退休后还主动地帮助身边需要帮助的人。只有从内心深处愿意帮助他人，才能从帮助中得到满足，才能从照护中体味人生的价值。

热爱自己所从事的专业，是一名护士职业成功的关键。于老师能成为中医护理专家，正源于她对中医医学的痴迷。只有热爱才能坚守，只有热爱才能专注；也只有热爱，才会不停地学习积累，不断地探索提高；正是热爱，才让工作不仅仅成为谋生的一种手段，而是用热情和智慧积淀、生

成乐趣、焕发生命激情的实践历程。也许护理不是护理人员最初的选择，但他们同样可以选择热爱，选择卓越。

有积极的态度就有积极的人生。一份由研究机构所进行的万人调查显示：决定一个人是否成为成功者，最关键要素中，80%属于个人自我价值取向的"态度"类要素。不管是对生活还是对事业，于老师都有积极的态度，不怕挑战，勇于接受新事物。挑战往往与机遇并存，接受了挑战也就为自己创造了成功的机会。

（张锦玉　上海中医药大学护理学院基础护理教研室）

学生感言

借您天使之翼，助我勇敢飞翔

每个人一生的经历，都是一本耐人寻味的书，和于老师一点一滴的交流，就如同在翻开一本经典的书，每一页都让我感慨万千。

初见于老师，有种回家见到奶奶的感觉，她慈祥的面容，优雅的微笑，让我心底一阵温暖。当于奶奶将她一生的故事娓娓道来，我细细品味，发觉于奶奶虽抵挡不住岁月留给世人的沧桑，却始终保持着一颗乐于接受新鲜事物的好奇之心，这或许就是她一路走过来的力量之一。 我和于奶奶选择护理行业的初衷相似，都是选择并热爱着。于奶奶将护理事业作为终生职业，作为后辈的我，深深为于奶奶的坚持所感动。我虽是宇宙中小小的星辰，却可以和于奶奶一样，在护理事业中奉献自己小小的力量，为病人的健康做一点努力。

于奶奶告诉我们："知识是偷来的。"这句话有点滑稽，可确实是她真实的写照。当于奶奶在门诊给医生抄方的时候，她见患者服药之后病情好转，便感受到中药的神奇，于是在抄方过程中，她偷偷记下药物的作用，日积月累，也颇有收获。于奶奶也是在这里萌生了对中医护理的热爱。当于奶奶在住院部工作的时候，医生查房，她也跟着去，看医生是如何给患者检查的，比如，手势、部位等她都学习；若有疑问，便问医生，她的勤奋好学，大家都看在眼里，敬佩在心里。于奶奶好学的精神让我自愧不如。生活在学校这充满浓浓书卷气息的地方，年轻的我们，应该懂得"书山有路勤为径，学海无涯苦作舟。"借助知识的力量让自己腾飞起来。

于奶奶的一生，处于一种比较平衡的状态，她很好地处理了生活和工作的关系。生活中，当于奶奶处于职业生涯周期的时候，生命社会周期和家庭生命周期正好与此相互重叠。于奶奶的丈夫在外拼搏，家务事非常繁重，她在重压之下寻求到了一个平衡点，在琐碎而又繁杂、艰辛而又枯燥的工作中享受付出的快乐，用柔弱的肩膀挑起了作为女儿、母亲、妻子的重担，将生活和工作安排得井井有条。于奶奶的坚韧与智慧，值得我们汲取和传承。工作中，于奶奶和同事们如同一个团队般合作，彼此相互尊重、相互信任，为病人尽心服务，将自己的爱心奉献给病人。同时，于奶奶在工作中，细心发现，大胆创新，她曾用中药膏剂预防静脉炎，并取得预期的成效。

退休后，对于在临床护理事业上奉献了一生的于奶奶来说，还继续发挥自身优势，在小区里帮助年龄相仿的老人们，则成为了她幸福生活的原动力。越深入了解于奶奶，我越敬佩她。有多少人年轻的时候高呼南丁格尔誓言，最终因忍受不了工作的辛苦而离开护理行业，可是于奶奶咬定青山，辛苦了一辈子，奉献了一辈子，也收获了一辈子。

经过和于奶奶的交流，我对护理这份职业有了新的认识。在临床上做一个无私奉献的护理工作者，有时会遭受非议和不理解，但病人需要我们，病人的健康需要我们去呵护，病人的疼痛需要我们去减轻，病人的情绪需要我们去抚慰。护理工作是神圣的，正所谓"三分治疗，七分护理。"没有护理人员的精心照顾，病人就难以水到渠成地恢复。

一位普通的护士每天都穿梭在病房与护士站之间，在这个没有硝烟的战场上，每天都演绎着简单和平凡。他们的故事可能没有荡气回肠、感人肺腑的情节，有的只是一些日积月累的琐碎事，这些事情也没有什么特别之处。但是，当这些小事和时间联系起来，坚持的力量使再琐碎的事情也变得动人起来，如春天的雨露能滋润患者久旱的心田，如夏日清爽的微风能带走患者心灵的烦躁，如秋夜的明月能照亮患者通往健康的心灵彼岸，如冬天的阳光能温暖患者一颗失常的心。

提灯女神的灯光，驱散的何止是受伤士兵心头的阴云，那穿越时空的温暖，在我们的心中，炽燃成生命的烛炬！选择了这个职业，就要爱上它，忠于它，并有所造诣。一直很自豪自己是中医护理的学生，既可以学到中医护理，又可以接触西医护理，将两者结合起来，受益匪浅。在我看来，西医护理和中医护理应该是互补的关系，在治疗前期，用西药控制病情，恢复期可用中医方法如针灸、推拿等促进恢复健康，两者相辅相成，相得益彰。

不久之后，我们就要走上临床，在此之前，我们要带着自己专业的技能、先进的护理观念、充实的精神世界、崇高的敬业精神、高尚的职业道德、强烈的创新精神和科研意识，将自己的工作做到更好。

我们看到于奶奶的敬业精神和勤奋好学，如同天使之翼，在护理行业的天空，飞得很高很远。而我，将携上于奶奶传递给我的正能量，坚定不移地在护理事业的天空继续勇敢飞翔。

（王燕香　上海中医药大学护理学院2011级护理本科）

春风化雨　润物无声

很幸运能与护理专家有一次近距离沟通的机会。通过访谈我们了解到了于老师许多相关的经历，体会到了她对于护理事业的热爱以及像海绵一样汲取知识的热忱，就像其他喜欢她的患者和家属一样，我和我的同伴也被她的热情、体贴、善良所打动。

　　通过几次的访谈，于老师为我们撩开了护理的面纱。与以往的课堂教授和医院见习的直观体验不同，访谈更真实也更深入。对于大二的我们来说，其实对于护理还是存在迷茫的，而访谈也给我们指明了方向，无论我们将来在哪里工作，这些都将是伴随着我们的力量。

　　于老师始终追求生活艺术的陶冶。我们看到她积攒着很多的音乐会门票和书画展入场券，配上她整洁不俗的仪表以及透露着艺术气息的气质，不难看出她始终在对自身文化内涵进行着升华。她谈话时不停地教导我们，护士是一座桥梁，只有接受了多元文化的熏陶，才能够与各种层次的病人进行沟通。

　　于老师最大的特点是喜欢接受新知识，对于知识她孜孜以求，这也正是我们需要学习的。不断学习是她的主旋律，无论到哪个科室，总是少不了她翻看病例及请教医生的身影，少不了每晚十一二点仍在苦读的场景。在护理工作中，护理的实际价值正不断地被发掘，我们所要做的是不断地武装自己，充实自身。脱离了课堂，我们所面对的不再局限于书本，而是活生生的人，所遇到的症状也不再只是书本上那些经典的表现。因为存在个体差异，除了经验以外，我们需要更多的知识。就像于老师教导我们的那样，同样是健康宣教，每个人的基础疾病不一样，知道得越全面，就能越详细地为患者讲解指导。

　　于老师成为护士是偶然的。"和老师一样，我也并非出于本意选择护理专业，但是我却在日积月累的学习中培养了对自己职业的自豪感和认同感。不断学习，汲取知识，善于从每个细微之处观察，发现问题，解决问题。"于老师不只是淹没在如海的工作中，还利用任何可利用的机会和时间学习，正是如此的执着才有了一篇篇科研论文的发表，每一步的成功背后都有默默苦读的付出。即使我们只是一位"小小"的护士，我们同样要自尊、自爱、自强，通过自己的努力获得他人的认同。我们要做的是"沉淀"下来，厚积薄发，放下不成熟的期待，静静地等待绽放。或许未来障碍重重，但是带着于老师的坚韧与执着，相信我们能够披荆斩棘，克服困难。

于老师勤劳的双手不仅用来救死扶伤，同时也是用来施助于人的。她经常在病房与患者及家属交流，做一些为患者洗杯碗等力所能及的事，甚至在患者有困难的时候帮助他们洗衣服，这是我们从来也不曾想过的，这就是为什么她能轻而易举地获得家属及患者好感的原因。作为护士，不仅仅是单纯的职业，除了责任，更多依靠的则是全心全意为病患服务的那份心意。我们在学校学习，掌握的是技术，了解的是服务态度，如果缺少了那份心意将使得护理不能成为一门艺术，因为没有了情感的体现。于老师把她的那份奉献的心意通过言传身教传递给了她周围的人，传递给了我们，相信会有更多的人获得那份爱的传递。

如果要我来形容于老师的话，那我觉得应该是"春风化雨，润物无声。"慈祥、淳朴、贴心、活泼，百般形象，她拥有深沉的爱与包容。感谢于老师的毫无保留！我们会在她的殷切期盼下种下更多爱的果实，来年收获更多来自病患健康的幸福。

很欣喜能有这个机会访谈交流！这不是任何一本教科书所能代替的。每当回忆起访谈中的点点滴滴，总会有很多新的感动。当风带来春的生命，当阳光照射出夏的火热，当落叶荡出秋的果实，当雪花洗刷冬的洁白，我知道梦已然轮回，等待梦想的足音响起，我会不断坚持！

（杨丽冬　上海中医药大学护理学院2011级护理本科）

心怀远志启神思

——中医护理专家彭佳珍叙事故事

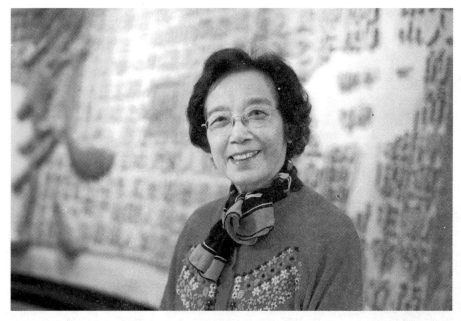

◆彭佳珍老师

专家寄语

　　护士对事业要有继承创新观念，继承是为了创新，创新是为了更好的发展。

　　护士要具备良好的职业道德，要确立坚强的职业意志，要培养忠诚的职业情感，要树立创新的职业目标。

护士对病人：用我们的双手驱除病人的病痛，用我们的语言温暖病人的身心，用我们的行为振作病人的精神，用我们的微笑带给病人安慰。

彭佳珍

2014年9月1日

专家小传

彭佳珍，上海人，出生于1937年4月。1954年8月毕业于上海市第一高级护士学校。1954—1958年就职于上海市干部疗养院。1955年赴北戴河气功疗养院参加全国气功疗法学习3个月。1958—1965年就职于上海市气功疗养所，从事护理与气功疗法辅导工作。1965年气功疗养所并入龙华医院，彭老师从事临床护理、护理管理、护理教育工作，1979年任龙华医院护理部主任。1989年任上海市护理协会第5届理事会副理事长，1989年荣获上海市优秀护士称号。1990年3月，被选为上海徐汇区人大代表，1991年获得全国优秀中医护理工作者称号。1993年2月，当选为上海市第十届人大代表。

专家印象

第一次见到彭佳珍老师，是在护理学院主办的"5·12"国际护士节授帽仪式上。仪式上，彭老师在完成授帽后，会给学生们一个大大的拥抱。作为中医护理界的前辈，彭老师对中医护理和我校中医护理教育的发展心存殷殷之情，对待护理后辈极为和蔼可亲，待人接物尽显娴雅之态。

再次见到彭老师是我与她的第一次访谈。去之前，我阅读了同事整理的彭老师访谈资料，我想进行一次补充访谈，希望有一些进一步关于中医护理发展脉络的资料。彭老师要照顾老伴，但是，她仍然做了精心准备。资料、照片规整得非常详细，还有特地准备的问题阐述，让我极为惊讶。如果说，护士这个职业让人第一感触是温暖柔和、细致入微的话，在彭老师身上，还不止这些。她对中医护理专业发展的思考、对中医药文化的理解以及对中医人文在护理中的应用，让我深刻体会到，一名优秀的中医护

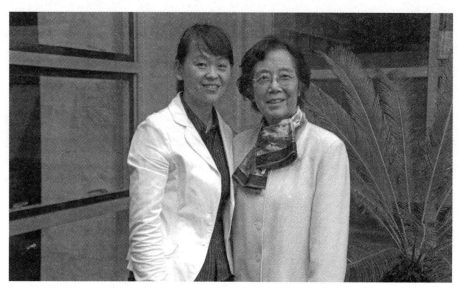

◆本文作者与彭佳珍老师

理人不仅是一位技术精湛的健康使者，更是注重中医特色的应用、实践、推广与不断创新的科技工作者。

后来我又带着护理本科学生访谈了彭老师，彭老师提及中医护理所走过的路，还对当前护理领域的热点问题谈到自己独特的见解。这些观点都让我耳目一新。我与彭老师的每一次接触，都让我有不同的收获。虽然我明显感到我们这代护理人与老一辈护理专家存在明显的时代差距，可她的观点常如佐以冰片后的一抹苏合香，沁人心脾，提神醒脑，让我有醍醐灌顶之感。中医药智慧之博大，可以治病救人，也常蕴含人生哲理，对工作处世也有启迪。在我看来，彭老师是运用中医药智慧的典范。

接到写作任务，我倍感惶恐。对于中医护理，我一直觉得自己是门外汉，而我写作的对象是我校中医护理开创者的代表人物之一——彭佳珍老师。从何种角度去写，如何去展现中医护理名家在中医护理事业中付出的努力，体现她们的人格魅力，让后继的中医护理人获得一种精神的传承与启示，一直是我所困惑和思索的。我在中医护理事业发展与护理名家自身职业经历发展中去构建我的访谈提纲和框架，希望能从彭老师身上看到中医护理的初建、起步、发展与未来。在我的访谈与写作过程中，我发现她们在开创中医护理的时候，中医护理并没有固定模式的存在。或许她们也存有迷茫，但是这样的迷茫转瞬即逝，不会在她们脑海中停留太久。我深深感受到彭老师所代表的那代中国人身上所具有的巨大的使命感和责任感。很多时候，他们的选择并没有很强烈的个人色彩，但是，他们的行为却为他人带来健康、幸福和安宁，从而实现人生的双赢。

一、开启中医护理之门

1. 护理生涯始于学习气功疗法

彭老师曾任上海中医药大学附属龙华医院护理部主任。作为我校中医护理的开创者代表之一，彭老师经历了中医护理初建、起步和发展的历史阶段。从业四十多年，彭老师学习和摸索着将中医中蕴含的健康知识、技术应用到具体的临床护理工作，在中医院护理管理中尝试建立护理工作的中医特色，努力通过护理科研来提升中医护理的应用效果，这些开创性的工作奠定了我校中医护理学科的发展基础，体现了老一辈中医护理人对工作的执着与坚持，更让我们看到了一种智慧。彭老师在踏上护理工作岗位之初并没有进行过系统的中医护理理论学习和培训，可她的护理工作生涯却与中医护理结下了不解之缘。

1954年，彭老师从上海市第一高级护士学校毕业，被分配到上海市干部疗养院。当时的护理教育正处于起步阶段，中等护理职业教育是护理教育的普遍形式。作为建国后受过正规职业教育的护士，彭老师进入工作单位不久，便得到干部疗养院的极大重视。干部疗养院要筹建气功疗养所，彭老师和两名中医医生被派到北戴河学习气功疗法。当时彭老师对于这个安排不太能接受，因为对于年轻人而言，气功显得如此的老派。但是，想到学习的知识可以用于筹建气功疗养所的护理工作，彭老师欣然前往。学习结束后，彭老师进入上海气功疗养所工作，在气功疗养所工作了接近八年，直到其并入龙华医院。

提起这段经历，彭老师依然记忆犹新。"那时候全国开展气功所的建设，大概是源于1955年的一位肺结核病人。这位病人只有四十几岁，体重却只有七十几斤。他患肺结核、十二指肠溃疡，病得很重。在别人的建议下，他开始练习气功，结果，病情逐步好转。他觉得气功疗法很好，便一封书信上荐。诸如此类似的事情很多，气功疗法便得到重视，全国开展了中医的推广工作，上海市也开始筹建气功疗养所。在那个时代，气功疗法的确救治了很多病人。"彭老师当时在气功所主要指导病人如何练习气功，指导病人如何进行病后的康复。气功所床位不多，大部分病人都患有慢性疾病，如十二指肠溃疡、高血压、青光眼、神经衰弱、胃下垂等。20世纪50年代的中国，百废待兴，医疗环境也处于刚刚起步的阶段，治疗手段并不先进，中医治疗方法仍然是病人的首选，比如气功疗法。气功是我国传统的一项保健运动，主要以调整呼吸吐纳、形体锻炼和意识调整（调息、调身、调心）为手段，长期练功可达到"正气存内，邪不可干"的目的，对于练习者的身心健康有极大的促进作用。现代中医学发现，气功对于心脑血管病、糖尿病、老年痴呆症等各类慢性疾病有较好的延缓之效。但随着现代医学诊疗技术的发展，特别是现代药物的研发，西医治疗的技术逐渐占据垄断地位。如何充分发挥中医对人体健康的促进作用，不仅是那时的中医人，也是当代中医人需要不断思考的。

护校毕业后彭老师才接触到中医护理。当时毕业生的工作单位是统一安排和分配的，疗养所的工作便成为彭老师中医护理生涯的开端。借由气功疗法了解到中医，恰逢上海中医学院（现为上海中医药大学）开设成人夜大班，彭老师便去报名考试，开始了中医理论的系统学习。彭老师告诉我，那时念书很辛苦，白天工作，晚上要么开会，要么上课，还要值夜班。虽然有点分身乏术，不过，就读的学生都坚持下来了。四年的夜大课程，授课的老师均为当时的中医名家，授课内容多为中医经典理论，如中医基础理论、温病学说、伤寒论等。对于这段学习经历，彭老师记忆很深刻："那时上课地点就在现在的上海市中医门诊部，门诊部在大弄堂内，路面是坑坑洼洼的。遇到下雨的晚上，路面上的泥水会溅到身上。"条件虽然艰苦，但是彭老师却很受益于那段学习经历，她认为这期间的学习对其职业生涯有很多启迪。随着与彭老师接触的逐步深入，我感到彭老师的中医护理理论功底相当深厚，这可能就源于此间的刻苦学习。

2. 从事学生辅导而结缘教育

气功所收治的疗养病人不多，护理工作比较单一，后来并入上海龙华医院。上海龙华医院现为上海中医药大学附属医院，创建于1960年7月。作为全国最早建立的四大中医临床基地之一，龙华医院在中医药特色诊疗上享有盛誉。每年到这里就诊的病患络绎不绝。气功所并入龙华医院之时，彭老师已是护士长，龙华医院对彭老师来说是新的工作环境。起初，彭老师有点不适应，毕竟气功所的护理工作较为单一，新的同事关系、氛围、新的管理模式并没有困扰彭老师多久。彭老师告诉我："人总要去适应环境。"简单的一句话，让我体会到老一辈护理专家对生活与工作环境变化时所展现出的淡然与积极。

20世纪60年代末70年代初，中国医院的医护职能分工、护理规章制度不够完善，中医护理的发展还未完全起步。彭老师被安排从事大学生辅导和指导工作。学生辅导工作是很琐碎的，彭老师告诉我，她有位学生来自新疆，那个时候从新疆到上海要坐三天三夜的火车，到上海的时候，学生身上比较脏，行李也还没有到。彭老师便带着他去买了棉毛裤，送他去浴室洗澡，让他穿上干净的衣服。彭老师自己并不记得这件事情，还是后来这位学生告诉她的。彭老师没有想到这么一件小事，会让学生印象如此深刻。还有一位生病的学生，因为家不在上海，彭老师会想办法为他增加营养。现在彭老师指导的学生来上海出差或者开会一定会来看望彭老师，逢年过节打电话问候，有些学生还主动邀请她去青海、新疆游玩。提及这些学生，彭老师有些激动，话语里有些哽咽，情深至此，源于曾经的付出得到学生的尊重、理解与感恩。我在想，每位曾经付出过的老师可能最后希望得到的莫不就是这样的温暖传承。

从事学生辅导工作的彭老师有时还跟学生一起下乡参加劳动。学生周末喜欢外出游玩，彭老师每到上课前一晚，总会去宿舍查看学生是否回来，督促他们学习。"作为未来的医务工作者，不要荒废自己的年华。"彭老师认为学生的主要任务还是要学会自己的看病本领。学生来自于全国各地，非常年轻，树立好的学风，关心每个学生的生活是老师的责任。在彭老师家里，我看到了她珍藏的与学生的合影，还有学生的通讯录。彭老师在每张照片上都标注了拍摄时间和地点，详尽的照片资料让我有些惊讶。这些资料如同多年师生情谊的缩影，更见证了作为一位老师的细致与良苦用心。

二、巧思中医护理之发展

1. 百业先立志——立中医之志

20世纪70年代末期，被临时借调到学生指导岗位的彭老师回归到临床护理工作。护士的工作琐碎繁重，工作在弥漫着消毒水味道的病区，面对承受病痛的病人，没完没了的治疗，紧张的抢救配合，日复一日，年复一年。其中，有疲惫，有失落，有无奈，有病人康复后的展颜一笑，也有唤醒生命的奇迹一刻。只有执着的护理人才能体会到护理职业所带来的成就与满足。

在发挥中医特色诊疗的龙华医院，彭老师一直认为中医院的护士要懂得运用中医护理技术为病人解决问题。彭老师记得自己有一次值夜班，病房里有位肝硬化腹水病人，白天不断打嗝，这个问题没有得到重视，直到晚上病人要休息了，打嗝仍然没有止住，不仅影响到同病房的病人休息，病人自己也觉得烦躁。彭老师便用针灸尝试刺激病人的内关穴，其打嗝的症状才逐渐缓解。第二天，病人对查房的彭老师连连表示感谢。"用中医护理技术帮助病人解决痛苦，这才是一个中医院护士的优势与特色。"在彭老师眼里，中医医院护士要有扎实的中医护理理论基础，并能熟练地应用中医护理技术。

对于刚刚起步发展的中医医院来讲，护理管理的规范化是首先要解决的问题。1979年，彭老师开始担任龙华医院护理部副主任。当时中医医院的管理多借鉴西医管理模式，采用经验式管理方法，而且，因为医院病床数不多，护士的业务素质也参差不齐。彭老师告诉我："相比于以西医诊疗方法为主的医院，中医医院的护理发展较为滞后。重新建立中医护理规章制度和工作秩序，且要体现中医特色是当时考虑的主要问题。"我无法想象那个时候病房护理工作要求不完善、秩序不够规范是怎样的一种状况。彭老师告诉我，有部分护士职业行为并不规范，比如护士台可能会摆食物，病情观察和护理规范并没有完整建立起来，病房消毒隔离制度也不完善。走入病房，管理比较松散。护士也不太与病人交流中医养护的知识。彭老师经常在病房巡视查看，她还发现很多护士不清楚本科室的常用中药与作用，尽管有些护士毕业于正规护校，而且工作了多年。这个问题非常困扰彭老师。造成这样的状况是护士在工作中不善于思考吗？是护士不重视自己能力的提升吗？在彭老师看来，提升护理管理的科学性才是关键所在。为此，龙华医院护理部开始通过各种培训来提升护士的职业素养和中医护理知识水平。

请老中医为护士进行中医基础理论的培训是重建中医护理的首要一步。中医护理理论是开展中医辨证施护的基础，进入龙华医院的护士要接受中医理论培训，即便在大学里学过中医基础理论的护士，仍需要进行中医理论的培训与考核。有很多人觉得中医基础理论过于高深，难以应用临床，但彭老师并不这样认为。彭老师问了我这样一个问题："你知道冬瓜有什么作用吗？"我很奇怪彭老师为什么问这个问题。彭老师给我说起一件事情。有个病人有点水肿。医院餐食中有冬瓜，病人抱怨冬瓜口感不好，不要吃冬瓜。为此，彭老师特地到病人床边，了解到病人觉得咀嚼冬瓜，像在咬棉花，没有味道。彭老师告诉病人："冬瓜有利尿消肿的作用，而你有浮肿表现，吃冬瓜利于减轻你的浮肿啊。如果觉得味道不好，下次可以让你家人带点醋来，这样可以稍微调节一下味道。"病人觉得彭老师说得很有道理，对医院订制的膳食也不再过多挑剔，而是尽量配合治疗。我想彭老师只是告诉我，护士在进行辨证施护之前，要知道病人可能存在哪些症候，然后运用中医食疗方法去有效解决病人的问题。要达到这样的效果，护士就需要对中医护理理论有深入理解。所以，建立常规化的中医理论培训与考核显得非常重要。

重建中医护理的第二步是规范中医护理工作内容。护士具备一定的中医辨证施护技能后，若医院护理工作规范仍旧沿袭西医医院的护理工作程序，则体现不出中医医院的优势。为此，龙华医院率先在全国开展运用辨证施护进行病情观察和护理记录的规范化工作。龙华医院护理部组织制定了辨证施护书写的基本要求，设计辨证施护的护理书写表格，并在医院进行推广使用。随后，多家中医医院采用了这种护理记录方式。龙华医院护理部还设计了中药煎药服药卡，便于护士们了解病人所服中药的类别，以及中药与辨证治疗原则，通过这些卡片，护士便知晓如何对病人进行药物疗效的观察与护理。

没有范本可循，彭老师就努力建立起中医护理规范，并持续不断改进，开展中医护理科研，提升中医护理的学科水平。彭老师与其他中医护理前辈们不仅用自己的职业生涯书写着执着，也给后来者以启迪。正是中医护理前辈们的执着耕耘，才有今日中医护理的快速发展。

2. 重视经验总结和科学研究，提升中医护理内涵

中医护理工作内容的规范与中医护理知识的培训相结合，这样的开拓性工作使得龙华医院的护理工作逐渐显现出中医特色。经过几年的积累与重建，龙华医院中医护理工作逐渐走向科学管理的轨道。1984年，我国出台全国中医医院建设检查标准，参照标准，龙华医院引进标准化管理、目标管理等现代管理思想与方式，形成规范而系统的技术标准和管理规章，中医护理质量和水平不断在提高。彭老师告诉我："特别是1991年医院等级评审后，中医医院的护理工作越来越规范，中医护理管理工作重点便不再是规范与重建，而是中医文化的推广与中医护理的创新。"

科学研究是推动一门学科持续发展的主要手段。"护士是科技工作者，应该开展科研活动来推动护理学科的发展。"这样的话，彭老师对我说了多次。1980年彭老师撰写了一篇《中医护理亟待发展》的文章，发表于《实用护理杂志》。作为龙华医院第一位公开发表论文的护士，彭老师获得很多赞誉。彭老师还记得，当时龙华医院的领导到办公室与她握手并鼓励她的情形。护士要多进行工作总结，要走出医院参加各种学术交流便成为彭老师后来的护理管理重点。可当时医院执业护士的教育背景多为中专教育，其专业范围主要以具体实践操作为主，中专护士并没有接受很多科学研究和经验总结的系统培训。这就使得当时的护理人员临床实践经验虽然丰富，却难以总结成文。了解到护理人员的现有的教育水平在很大程度上影响了护理科研的开展和科研成果的应用，彭老师便组织对龙华医院护士进行护理研究知识的系统培训，激发护士的研究意识和参与热情，学会积累、总结和充分利用各种资源。

接受过培训的护士长们必须每年撰写一篇论文。"现在想起来，当时护士长们还是对我有很多意见的。"彭老师笑着对我说。的确，要将实践上升为理论是不容易的。彭老师理解护士长们的埋怨，但是她采用了护理论文评审制度来鼓励龙华医院的护士们进行护理经验的总结。每年，龙华

医院护理部将收到的护理论文进行编号，采用匿名方法，在护士长中进行传阅评分。评分表格的设计包括论文题目是否新颖、论文内容是否切题、论文是否具有创新性、中医特色是否有所体现、论文文字的逻辑性与流畅性如何等。从护士长们评阅的论文中挑选出分数最高的15篇，再请专家评审，经过几轮的评审、交流与反馈，每年评选出的优秀论文分别授予一、二、三等奖，通过院内论文交流会后，进行奖励。这样的论文评审体系如今在龙华医院仍然沿用。最重要的是，通过论文评审，护士长们对如何撰写论文、如何进行临床总结有了基本的认识，也开始重视进行科室的护理论文总结工作。随着全国护理发展水平的提高，护理研究在学科发展、护士职业能力上的重要性越来越显现，护士职称评审、岗位竞聘要求中对个人护理研究水平有具体设定。通过论文撰写训练并在护理期刊发表论文的护士长在职称晋升中获得先机，所管理科室的绩效在不断上升，这样的成绩与认可才让护士长们认识到彭老师最初的管理举措极具前瞻性和必要性。

在鼓励护士撰写科技论文的同时，彭老师还组织龙华医院的护士长、护理专业大学生整理、挖掘和编写中医古籍中的中医护理内容。特别是在中医特色科室工作较长时间的护士，具备丰富的专科护理经验，彭老师组织她们编写中医护理工作常规。后期进入龙华医院工作的护士多为高等护理专科毕业，彭老师引导入职不久的新护士进行基本的中医中药护理知识的整理与编写。这样的组合利用护理专业人才梯队的传、帮、带，也让特色的中医专科护理内容得到传承。时值我国中医护理快速发展阶段，全国各地的中医护理工作者也开始开展中医古籍中护理内容的整理工作，陆续编写了中医、中西医结合方面的护理专著。龙华医院中医护理人在此阶段中也拔得头筹。

总结中医护理临床经验是推进中医护理科研发展的第一步。彭老师还认识到，只进行论文总结与撰写是不够的，护士还要有开展科学研究的想法。护理工作是实践性很强的工作，解决病人的实际困难是中医护理科研推动的原动力。鼓励护士撰写科技论文，发现临床护理问题并进行研究探索是龙华医院每年都在推进的工作。在彭老师看来，这些工作富有建设性。总结中医护理方法、中药运用后的疗效，最终是为了提升临床护理质量，为病人服务。彭老师认为护理在临床工作中要善于发现问题，并尝试用中医中药的方法去解决问题。"比如，妇科病人子宫手术后，部分病人会出现腹胀，牵扯到伤口，病人就会觉得疼痛不适。中药莱菔子具有排气作用，外科手术后病人常会用到这个药物，那么可不可以给妇科病人用呢？效果会如何？这就是护士在工作中去发现问题、思考对策的过程，而这个也是可以进行科研的。"彭老师给我举了一个例子。

但是，彭老师也意识到当时在护理工作中开展科学研究，首先需要做的仍是科学研究思路的培训工作。龙华医院护理部便在院内组织了科学研究的学习培训活动，邀请学术专家讲解如何进行科研选题，如何撰写项目标书，如何进行数据统计与分析总结等，龙华医院的护理科研工作很快开展起来。对于不同科室，彭老师鼓励科室护士依据自己专科护理的特点开展针对性的科学研究工作，比如肿瘤科，可以尝试观察芦荟在消除肿瘤病人皮肤肿胀疼痛方面的功效。通过科学观察与研究，可以总结特色的中医护理专科经验，申请专项科学研究项目，撰写护理论文。"护理学科要发展，就要依靠科学研究，中医护理更要开展科学研究，将自己特色的内容与方法展现出来。"彭老师一直强调科学研究在推进中医护理发展中的重要性，而护理管理者更应该保持护理队伍的活力，开展学术创新活动。在起步阶段，不能急躁，更不能畏难却步。"平时走小步，一直向前，不能停滞不前，小步不停步，年年有进步。"彭老师在护理科研管理中展现出执着、坚持与智慧，脚踏实地地践行平实的理念。在中医护理起步、发展阶段，开展中医护理培训讲座，从基本人才梯队建设夯实中医护理建设基础，这是一种智慧；推进中医护理科研，建立规范化护理科研激励政策，这也是一种智慧。在今天看来，这些举措仍然值得后续的中医护理人去体会与学习。

3. 中医护理的终极意义：为人的需要而存在

常常有人问我："你觉得传统中医护理与现代西医护理有什么差别？"这是一个非常大的问题，现代医学诊疗技术的快速发展，让更多的人享受到现代医学科技带来的健康保障与卫生服务，而传统中医日渐式微。在这样的情境下，如何继续发挥中医优势，是所有中医人面临的问题。相较于现代西医护理，彭老师觉得中医护理有自身的优势与特点，护士要认识到两者之间的差异与特点，才能更好地理解与认识中医护理。

首先，中医护理虽然缘起传统中医药，也借鉴了现代西医护理发展模式，两者有区别，但是从属于同一学科，两者的共性是统一的，都是要满足病人的需要，为病人解决病痛。彭老师认为，护理是一门与病人不断互动的专业，护理应该是一种能够让病人接受和依赖的职业，护理也应该是让护士可获得更多成就感的职业。"护士的作为可以很大，可以在科学研究上取得傲人的成绩；护士的作为也可以很实在，就是在自己工作的领域，解决病人的症状，让病人尽快康复，这也是贡献。"这种朴实的理解为中医护理的意义作了最好的诠释。

其次，作为中医护理人员，要认识和传承传统中医药中的有益成分，保留中医特色，更要学会将中西医护理知识进行融会贯通，这样最终获益的是病人。"像现在正是夏季，气温很高，老年人血液循环加速，心率增快，可能比较难以适应这种天气，现代医学可能会解释为老年人心脏功能不足，心脏缺血缺氧，部分老人会感到胸闷、气促、口渴。在西医医院工作的护士可能这样向老年人解释他身体上的不适，可是老年人可能会比较难以理解。作为中医护士，你可以从中医角度去分析和解释。"彭老师以夏日防暑防病的例子给我解释中医护理人在工作中如何将中医护理知识应用于临床。"夏天从中医角度讲，属于暑热，属于火。'火'在夏日成为主要的病邪，这是不是很形象？为防暑降火，可以建议老年人在家里备一些十滴水、藿香正气丸等方便易用的中药，或者建议老人饮用菊花茶、薄荷凉茶，胸闷时可捏捏手，有助于疏通心气。这样的解释或许更能为老人接受。当然，护士还可以结合西医理论跟老人解释说，晚上一夜睡眠，血液循环比较慢，心率也比较慢。天热人体出汗较多，血液黏稠度很高，早上起来要适当喝点水。不能一早起来就出去锻炼，喝点水，隔段时间再出去锻炼。夏天人体血液循环加快，锻炼也不要太频繁。"彭老师能将中医护理知识与方法融入病人的生活中，服务于病人，这不仅仅是融会贯通，更是一种理论与实践相结合的典范。我对彭老师说："中西医护理知识的融会贯通不是一件容易的事情，要求很高啊。"彭老师笑着回答我："护士的学习意愿和实践的意愿是非常强大的。护理部组织好，中医护理特色在医院是可以慢慢做起来的。"从一位资深护理管理者的角度，发现中医护理人的力量，看到学习和努力的力量，汇聚集体智慧，这也许也是中医护理未来的方向。

让人们看到中医护理的发展，让病人获益于中医护理技术与方法，最关键而且最终是中医护理人将中医护理知识和理论落实到具体的护理工作中，能够为病人切实地解决问题。龙华医院护理部在彭老师的带领下成立了中医护理小组，通过一系列的活动，实实在在地将医院的中医护理特色突显出来。中医护理小组由一群有志于开展中医护理科学研究、对中医护理兴趣浓厚的人员组成。中医护理小组在开展活动前，设立了一系列活动计划，分阶段、分季度、分层次进行。彭老师回忆道："基本上，龙华医院将中医中药的理论和手段渗透到了整个治疗和护理层面。比如，基础护理层面，口腔护理是最常见的护理技术，口腔护理液多选用生理盐水。一枝黄花针剂可用于肺炎病人清热解毒，效果很好。中医护理小组就设计用一枝黄花配置口腔护理液，看对于发热或口腔溃疡的病人是否会有好的效果。联系好中药制剂室，护理小组就可以试验了，结果这个药物的效果很好，病人的口腔溃疡很快就愈合了，口臭也有很大缓解。"类似的用于病人基础护理的中药制剂在龙华医院还有很多，比如将复方红花酒精用于病人褥疮的护理。在中医医院，为防止病人出现褥疮，防止病人臀部出现红疹，除定期给病人翻身以外，护士还用中药六一散，起到干燥、渗湿利水、清热的作用。遇到病人受压部位皮肤出现淤血的情况，就请教老中医配置复方活血液，如用艾叶、红梅梢、白芷等药材，这些药材具有活血、驱寒、通经络的功效。

据我所了解，每所中医医院都有特殊的中医护理小配方。这些都是像彭老师这样的前辈中医护理人一步一步摸索、实践，慢慢积累起来的。我国中医诊疗机构建立后，中医护理从中医学中分化出来，中医护理人摸索着如何进行中医护理学科的规范化，期间并非一帆风顺，有人放弃，有人离开，但是彭老师在零基础的中医护理岗位上一步一步扎扎实实地走过来，并带领龙华医院的护士们将医院的中医护理从无到有、从无序到规范、从粗放到精细地建设起来，走出特色和迈向新台阶。精勤而执着，是彭老师留给我最深的印象。精勤而执着让彭老师饱含工作热情，获得病人赞誉；精勤而执着让彭老师带领龙华医院的护士编写了7册中医护理健康手册，推广中医护理、养生保健；精勤而执着让退休后的彭老师仍然心挂中医护理的发展。

三、彰显中医护理之人文美

1. 无处不在的人文护理

人文是什么？《辞海》中人文被界定为人类社会的各种文化现象，而人文更多体现在对于人类价值的关注，对人类生存发展的终极关怀。护理是一门极具人文特征的学科。因为护理关注病人的健康，护士应用各种手段促进病人康复，让病人保持健康状态。中医护理作为传统医学的延续，它具有中国传统文化的特点，其核心是对人的尊重与关切。作为以特定人文精神呈现的经验知识体系，中医护理人文的内涵更切合现代护理的关怀本质。中医护理人对病人提供的照护无不展现着其人文特质。中医护理的人文气息就体现在护士的职业素养、和谐的护患关系和护理管理行为中。

南丁格尔曾说，护士必须要有同情心和一双愿意工作的手。作为护士，对病人要有高度责任感，耐心而细致。曾获得上海市优秀护士的彭老师就是一位对病人极其耐心而细致的人。1965—1968年，一位东北的病人张桂芝在龙华医院住院了三年多，她是一位上下肢瘫痪的女病人，只有25岁。住院期间，家属不在身边，彭老师和科室的护士们主动承担了照顾张桂芝的饮食起居和护理工作。张桂芝在这里体会到了真切的关怀。住院的三年期间，护士给她喂饭，为她清洁身体，为她读报，让她了解天下事而不感到孤单与寂寞。住院的三年里，这个半身身体和手不能活动的病人没有发生一处皮肤破损和褥疮，这正是彭老师和科室护士们精心护理的结果。后来张桂芝康复出院回到家乡，如果有机会来上海，她总会来龙华医院看望彭佳珍老师。1989年5月12日，上海《文汇报》刊出了"上海市第二届优秀护士"的照片。张桂芝看到彭佳珍老师的名字和照片，便写了一封信祝贺彭老师获得殊荣。她说道，正是彭老师用一颗赤诚的心，温暖了她这个远离家乡的重病人的心。彭老师为她翻身、洗澡、接大小便、一口口地喂饭、喂药……令她终生难忘。

护士对病人实施人文关怀，在彭老师看来，是一位护士的本分，是其职业素养中的必需。与病患建立和谐的护患关系，进行有效的沟通则是一位护士应该学会的技巧。回顾自己的职业生涯，彭老师认为对病人的协助与引导是护士职业成功的重要条件。这个观点对当今日益紧张的护患关系应有所启示。"建立和谐的病房氛围，遇到矛盾的时候，要设身处地为病人着想。"这句话就是彭老师对现今紧张的医患矛盾开出的一剂良方。彭老师记得，她从护校毕业后进入上海市干部疗养院工作。在那里疗养的病人非常爱护护士，有位病人送了彭老师几本书，比如《中国共产党卅年》读本。曾经在疗养院住院的病人有的至今记得彭老师，有一位现住在杭州的病人经常打电话给彭老师，问候聊天。彭老师与病人建立如此深厚的友谊，历经半个世纪的时光，这让我觉得非常不可思议。但细细深想，病人能够记得一名曾经为他提供医疗服务的护士，这确实是万分的荣耀。正是对病人的这种尊重与理解，让彭老师在护理岗位上取得更多成绩。

"生病的人总需要更多的关心和爱护，护士要能感知病人的情绪状态。有的时候，病房容易有些小矛盾，要理解病人，想办法解决矛盾，而不是去激怒病人。"彭老师的话语很亲切，她也常常这样指导龙华医院的护士化解与病人之间的矛盾。护士可以用自己的知识与技能促进病人康复，在应用过程中要善于运用沟通技巧与方法。护士可以运用的沟通技巧有很多，比如，一句温暖的称呼，可以缩短与病人的距离，可以让病人感受到一种亲切感。"比方，给一位80岁的病人打针，我会说，'老爷爷，我给您打针了，好吗？''老爷爷'这个称呼亲切，他觉得很好。'等一会儿要打针，您去小个便，免得起来不方便。'善意提醒病人在静脉点滴前要注意的一些事情，也会让护士跟病人的关系变得融洽。"

耐心平和，站在病人的角度去思考问题，为病人着想，与病人的关系就会融洽。如果病人对医疗或护理的工作不理解，产生了矛盾，护士尽量不要用伤害感情、过激的语言来刺激病人，甚至辱骂病人。"护士与病人的关系不是谁要逞强，占上风的关系。"彭老师这样给我解释她眼中的护患关系，此时前辈专家的平心静气让我体会到了其内心的豁达与睿智。龙华医院护理部很注重护患关系的建设，为多了解病人需求，龙华医院特别设立了"公休会"制度，定期听取病人的建议与需求，及时消除一些影响护患关系的小矛盾。

　　进行有效的护患沟通，良好的语言技巧也很重要。护士的工作不仅是完成硬性的常规内容，还要学会调整病人的不良情绪，与病人及家属建立良好的关系，指导病人与家属正确地自护，增加健康保健知识，引导病人合理思维，建立良好的情绪应对生活与工作。实施这些护理措施对护士来讲需要智慧与技巧。护士的智慧能让平凡的护理工作成为一种艺术。彭老师认为护理人文可以体现在护士的一言一行中，护士作为科技工作者，与病人进行语言交流更要有艺术，要有技巧。彭老师跟我说起了这样一件事情。"有个10岁的小女孩生病住院。她妈妈剥橘子给她吃。她在很仔细地剥橘络的时候，有个护士说，'嗲死了，橘络也剥掉。'小女孩听到护士这样讲，很不开心。女孩的妈妈说，'啥个嗲？不像你能做啥啦，你多管闲事。'女孩妈妈没有好言好语，护士也很生气，就气跑了。"彭老师正巧在巡视病房，了解到了这个情况。回到护士台，彭老师对那个护士说："你为什么对人家这么说呢？如果我来讲，我会告诉女孩的妈妈，你把橘络剥掉了？你晓得吗？橘络有顺气化痰的作用。你家小孩咳嗽，橘络吃下去，对小孩咳嗽有好处的啊。橘络是粗纤维，有润肠通便作用。橘络比一般的药还贵啊。'你想，这样讲了，病人会对你发脾气吗？"那位护士不讲话了。彭老师又告诉她，护士是要用知识来做病人的解释工作。作为一名职业人，护士要对病人怀有基本的尊重，也要学会如何进行有效的交流。彭老师将自己护理工作的成就归结于病人的信任与帮助，这是一种智慧；彭老师将中医护理技巧和知识融合具体的护理实践，让病人感受到全方位的护理，这是一种智慧；感知病人的不良情绪，构建和谐的护患关系，这也是一种智慧。

　　彭老师不仅在自身的职业生涯中践行着护理人文精神，作为一名护理管理者，彭老师也着重从职业道德层面引领龙华医院的护士践行护理之人文，来实现对病人的尊重与关怀。在中国传统中医药文化中，所谓"大医精诚"，要求从医者能"见彼苦恼，若己有之"，对病人有颗感同身受的心。"先发大慈恻隐之心，普救含灵之苦。"古代医家十分重视自己的医德修养。龙华医院护理部对每年进入该院工作的护士都进行职业道德的培训课工作。作为一名医务工作者，首先要有良好的职业情感，对从事的工作要有一种热爱，面对生病、承受痛苦的病人，要抱有同情，要体悟与关心。一名优秀的护士还需具有坚定的职业意志，能够坚守自己的岗位。护士在工作中可能会遭遇不理解、质疑，甚至辱骂，如果没有一定的职业意志，就可能会离开护士这个岗位。做好护理工作，还要具备一定的职业兴趣，对自己所从事的专科有探究的精神，要有不断学习的动力。职业情感、职业意志、职业兴趣，这三者是成为一名优秀护士的必备条件。彭老师四十多年的护理生涯完美诠释了这样的特质。

对病人的尊重与关怀是护理人文的重要体现，护理的人文在护理管理中也很重要。彭老师作为医院的护理管理者，推崇以人为本，让护士在自身的岗位上实现人生价值。龙华医院护理部注重医院护士的归属感，"给予护士一份尊重、爱护和信任，让她们觉得自己在护理部的岗位上有所归属。"彭老师对护士的尊重与爱护在龙华医院备受赞誉，龙华医院护士的工作积极性一直很高。彭老师想到要尽量展现护士们的才艺，龙华医院护理部定期举行系列的活动，鼓励在活动中获得佳绩的护士。比如，开展不同形式的比赛与活动，如护理操作技能竞赛、中医护理理论竞赛等。在护士节的时候，进行轻松的书法比赛。每年的活动创意可以不同，鼓励每一位护士都参与到自己擅长的技能、才艺中来，让护士在龙华医院这个大家庭中获得成就感，觉得人生有所为。如此之多的活动，让龙华医院人才辈出。龙华医院护理部也通过这样的活动，发掘护理人才，选拔优秀护士参加上海市护理技能操作比赛，积极提供更高的发挥平台，让医院的护士能获得更大的成就感。彭老师告诉我，龙华医院的护士曾在上海市23所中医院比赛中获得理论考试第一名、技术操作比赛第一名。通过这样的活动，护理队伍团队的凝聚力得到提升。

2. 推广中医文化,中医护理人的使命

在全院中医护理人员的支持下,龙华医院的中医护理逐渐声名鹊起。但彭老师认为中医护理不能止步于此,中医文化与中医护理知识与方法要切实地走进病人的生活,让病人了解中医文化的智慧,这样中医文化与中医护理才能得以长远发展。推广中医文化,宣教中医健康护理知识,是中医护理人不可推卸的责任。

推广中医文化,最主要的受众是病人。中医护理的特色就在于它的简廉易用,病人很容易掌握,并在生活中运用。为此,龙华医院护理部编写了中医健康防病手册,主要内容是应用中医中药的防病方法和饮食养生知识。这套名为《为了您的健康》的健康宣传手册共有7册,每册的保健主题都有侧重,其中保健功、按摩手法、饮食内容都颇受病人的欢迎。在20世纪80年代,印制健康指导手册,对病人进行健康教育与指导是一件开创性的护理活动。不仅如此,龙华医院还制作了养生录像片,在医院门诊部、候诊厅进行播放,让大家在片刻的等候时光也可以接受中医文化的点滴熏陶。护士的职能不仅是协助病人恢复健康,不能仅仅限于执行护理技能操作,更要将中西医保健的知识告知病人,病人可以实现自护,学会调理自身的健康。

20世纪80年代,龙华医院还积极主办中医护理的全国交流学习班。学术交流是集合中医护理人的力量共同推进中医护理发展的有效途径。作为全国示范性中医医院,上海市龙华医院中医护理的特色优势明显,上海市卫生局委托龙华医院开展中医护理协作中心,召集各区县23家中医院进行护理人员的中医护理理论与技能培训,这样的活动促进了上海中医护理的发展。随后,上海市卫生局委托龙华医院举办了全国中医护理学习班。龙华医院护理部组织来自全国的中医护理同人参观医院开展的特色护理项目,组织资深中医专科护士传授开展中医护理的工作经验。学习班持续40天,彭老师和医院的护士长们在组织上费了很大心血。通过举办类似的学习班，龙华医院的中医护理人不仅在全国提高了声誉，也对自身的发展建设起到了很大的促进作用。"中医护理只有走出去，才能有前景，中医护理只有为病人所掌握，才能是有意义的。" 彭老师的一句话高度凝练了中医护理开拓者对中医护理的展望与期待。

3. 人文的教育造就更多优秀中医护理人

中医护理是传统中医药学的重要组成部分，20世纪60年代中医护理才从中医学中分化出来，作为一门尚未成熟和正在探索发展的学科，中医护理的未来需要更多有志于开拓和创新的中医护理人才。彭老师在中医护理领域工作了四十多年，对护士的培训与教育在她的职业生涯中占有很重要的位置。彭老师希望学校教育与护理临床实践相结合，贴合病人的需要。作为一名从事护理高等教育的老师，我一直在思考：学校的护理教育应该侧重于培养学生什么样的能力？如何让学生具备这些能力，并在后来的职业生涯中真正践行护理教育中的所学与所获？曾经认为护理知识很重要，护理专业学生还应掌握护理操作技能，毕竟护理是一项专业性、实践性强的学科。但在这个过程中，我们不能忽视对学生职业情感、人文情感的教育。

作为中华人民共和国第一批中专护理教育的护士，教育在彭老师身上留下最深的痕迹是恪守职责。彭老师1952年毕业于上海市第一高级护士学校，这所高级护士学校是中华人民共和国成立前成立的开展护理教育的学校，接受中学毕业生。想申请就读护理专业学习的学生比较多，但护理专业招收学生的标准较高，特别是对身体素质要求和文化素质的要求，被录取的学生几乎是百里挑一。彭老师了解到现今护理专业学生在就读过程中会产生很多的职业困惑，对护理专业有些排斥，尤其是当前社会医患纠纷、护患矛盾事件也或多或少地影响到学生的专业学习思想。彭老师对此表示理解，因为时代发生了变化，但她仍然鼓励从事高等护理教育的老师，要教会学生认真选择一个职业，树立良好的职业道德，遵守并执行本职业特定的规范与要求。

作为一名护理专业教师，要让学生更多地感受到护理的未来、护理职业的价值。如何做到这一点？彭老师回忆起自己的学习生活。"当时我年纪比较小。有一次我们嬉戏中，把麦克风扩音器摔坏了，老师也不批评我们，也不跟我们谈话。然后我就去找校长，我说，'这个要不要赔啊？这个坏掉了应该要赔的。'校长说，'小鬼啊，这个你赔得起吗？'对我们都很宽容的。"老师的宽容让学生铭记，学生也学会在工作中宽容对待病人。老师的宽容也让学生理解到一个得体的行为举止对周围人的影响，对病人的意义。特别是在工作中，护士不要有不愉快的心情，或有一些不愉快的行为，否则会影响到病人。这样的行为影响是无形的，教育者更如是。

人文关怀是对人价值的重视，也是对人的尊重，这样的素养对护理专业而言非常重要。护理教育的人文体验对学生而言是最佳的形式。彭老师印象中的教育是学校严格的纪律要求，是老师对学生无微不至的关怀。"记得有一次我爸爸病了，家里打电话告诉我要请假，然后我的班主任就说，'你不要哭，我送你上车站。'晚饭没吃，她给我买个馒头吃，老师很关心我们。我当时就在想，他们为什么对我们这么关心。"这或许就是一种人文精神的传承，以至于彭老师到工作岗位后，不论是辅导学生，还是照护病人，抑或从事护理管理，从彭老师身上都能体现出无微不至的人文情怀。

延伸思考

关爱学生，学会倾听学生，了解学生所思所想，在他们成长过程中施以助力，是一位护理教育者应有之义。幸运的是学生愿意对我敞开心扉，诉说他们对于未来职业的犹豫与迷茫。在当今自由选择的年代，学生并不能确定护士这个职业的选择是否值得他们去坚守。护理教育者希望带给学生希望，支持他们树立自己的职业理想，描绘灿烂的未来。可有时我们构建的心理支持会受到现实的考验，比如护士面临的巨大工作压力，医疗环境的暴力事件对学生造成了巨大冲击，让学生对这份职业的认同度降到了最低。寻找先行者的身影和轨迹，传输榜样的力量与精神，让护理人文之美得以传承，照护的人性光芒点亮病家心灯，这成为我们写作本文最大的动力。访谈彭老师，我最大的体会是，身为优秀中医护理人员在面临问题时，她的选择永远是设身处地为病人着想，想方设法去解决问题，巧妙地化解问题。在推进中医护理发展中，更体现出对未来的远见卓识。我看得见，相信学生也能看见。

（廖晓琴　上海中医药大学护理学院临床护理教研室）

学生感悟

用一颗单纯的心脚踏实地地当一个全心全意的护士

采访提纲是一个月之前就准备好的，但是现在真的要出发去采访时，似乎想要摒弃纸上所罗列的1、2、3，只想随心聊天，就会发现属于那些成功护士身后最大的秘密。

饮料和小点心，彭老师的每一份准备都是那么的温馨，与其说访谈不如说是听故事，二三十年前的故事被一页页地翻开，趴在窗口窥视的我们疑惑并感叹着。

总结起来，围绕着护士我们讨论了三方面的问题：好护士是怎么样的？怎样做一个好护士？护理事业的未来发展是怎样的？关于护理工作，二三十年前的情况并不比今天容易。

"我们那时工作的时候，工作环境塑造我，我努力改变工作环境，这才能越来越有劲。我们当初就是这么过来的。我觉得我们当初读护校没有为了什么的目的，既然读了，就要自己钻进这个圈子里，要投入进去，做好这份工作。这就是责任。在做的过程中培养职业兴趣，一定要对这个职业觉得乐呵呵的，对待病人要像亲人，做这份工作很开心。在这当中要树立职业意志。我们会面临各种病人，病人有不同的病情，有悲，有苦，有不同的性格，碰到比较难以相处的病人，要顶得住。既然进了这个圈子，要确立自己的职业情感，既然做了，就要做好。因为这是生命，不是儿戏。而且你没有这份感情是做不好的。病人的性情不一样，心理状态不同：有的有文化，有的没文化，或者不配合你。最终，一定要坚强，要培养完满的职业道德，因为职业道德贯穿了整个的工作过程。所以我觉得你要有职业的兴趣、职业的感情、职业的意志、职业的道德。对一名护士来说，就应该在这四个方面不断努力进取。你如果没有职业兴趣，就用三年护校学到的知识与技能作为终身的职业资本，这怎么可能呢？你应该不断进取，那你有这个兴趣了，才能搞科研，思考中西医方面文化的汇总和结合，动脑筋怎么进行技术改革，怎么搞特色。如果缺少一个，那么你这个工作就很难做完美了。"

今天身处护理专业的我也无数次怀疑、迷茫。怀疑和迷茫来自外界各种各样的声音，来自那些热情的面庞或失落的身影，来自不清晰的自我定位。大学里蜂拥而来的各种比赛、社团组织活动和志愿者活动等，像把自己冲入了海洋中而忘记了初衷。既来之，则安之，保持单纯的心才能发现快乐。

听到彭老师能够随口说出各种与病人之间的例子，比如说病人不喜欢吃冬瓜，彭老师就告知其冬瓜的功效；彭老师还形象地将护理部比喻成车前子，"有清肝明目，利湿，利尿，好通淋。四面要通，真不容易。"处处能够感觉到彭老师丰富的知识，这些都在于长期的积累和学习。彭老师也提到，护校期间的学习为她之后的护理生涯打下了很好的基础。看来护理工作虽然看似是辛苦的体力工作，但是彭老师一直将其定位为"科技工作者"是一点也没有错的，需要拿出自己的真本领。护士并不是单纯的医生助手，也不是护工可以替代的，对病情的观察、针对病人的情况提出正确的健康指导，都需要脚踏实地地学习好护理知识。

现在的护理行业，护士的跳槽率很高，行业的社会认可度也有待进一步的提高。要将护士作为终身的职业还要经历很多的磨炼，不仅做一名合格的护士，还要做一名快乐的护士。彭老师将这个总结为职业意志："工作环境塑造我，我努力改变工作环境，这才能越来越有劲。"如何运用自己的办法，处理不同性格的病人；让医生对护士另眼相看，让社会对护士的认可度逐渐提高，需要用全心全意的态度去发挥护士的主观能动性。

关于现在自己应该做些什么，怎样去定位自己，在跟彭老师聊过之后，让我对自己重新审视了一番。在审视中发现了两代人的信仰差异。彭老师对学生的关心令人感动，说到动情之处，老师眼里还噙着泪花。从当年帮助困难学生解决吃饭、穿衣问题，到后来盯着学生不放弃学习。对待工作也是这样，自己选择的，再苦再累无怨无悔。但现在我们对职业的需求，是希望工资高点、轻松点，既要轻松、又要干净。这与整个社会大环境也有很大的关系。我很羡慕彭老师那一代的人有着简单的为人民服务的信仰，我也很庆幸我们现在的时代信息发达、资源丰富，促成了各行各业的高速发展，脚踏实地地办事还是最基础的。但是新的背景下，寻求护理的时代发展契机也是我们的责任所在。

（张卢　上海中医药大学护理学院2011级护理本科）

沉心修为更添香

最早听说彭佳珍老师，是从廖老师给的一份资料上。

彭老师17岁参加工作，22岁入党，在护理事业的道路上坚持了四十多年。1960年她和戴美贤护士一起做药物实验……一条条资料震撼着我，让我从心底里敬佩这位护理专业的老前辈；1975年上海郊县奉贤发生"二号病"，她不怕疫情，经受住了生死的考验。

彭老师是极其谦虚的，在采访过程中一直强调自己没有作出什么贡献，没有发表什么论文。但是在当时那个年代，彭老师的贡献是看在别人眼里，记在别人心里的，为后来人所称颂的。

彭老师对待护理工作，已经不再是把它当作一份职业、一份养家糊口的工作，而是一种信仰、一种使命。她对于护理事业的理想是单纯的，把护理事业看作是自己生命的意义和人生的价值。她常常说："做人做事要纯洁。我们要想到国家，想到社会需要。"

虽然彭老师已经退休，离开了临床护理岗位，但是从谈话中她还会经常提起临床上的方剂和用药，比如车前子、四君子汤等，信手拈来。对此我们应该感到惭愧，一年一次的见习已经让我们感觉到，有的时候非常想要伸手去帮助患者，但是等到了床边，当患者问出问题时，却不知道如何回答，真可谓"书到用时方恨少"。扎实的理论知识和娴熟的临床技能是为病人服务的基础，读书不应以考试为目的，要脚踏实地把专业基础夯实。

还记得彭老师讲述的几个关于她和学生之间的故事。那时，有一批同学是从下乡的知青中招回来读中医的，他们来自全国各地，家庭条件都不是很好。其中有一位学生患了肝炎，治疗也一直得不到好转，最后有的人打算放弃了，想把这位学生送回青海老家，但是彭老师再三挽留，请求把这位学生交给她，还请了龙华医院的医生给这位学生诊治，他终于康复了。彭老师说她当时没有多想，就觉得在那样的年代里，能够有机会出来读书是多么不容易，这些孩子都是从老家的山里走出来的，一定要帮助他们，要念书。这位学生也没有辜负彭老师，现在是青海小有名气的中医。他视彭老师为母亲，每次来上海，都会来彭老师家看望老师。不仅如此，面对因经济问题不能安心读书的孩子，彭老师也发动同学们一起帮助他，号召女生们为他做鞋子与衣裤，把自己的粮票省出一点支援他。每天晚上，下班后彭老师经常到同学们的寝室巡视，督促大家学习。彭老师讲述这些故事的时候是那么真诚，我们感动得泪水在眼眶里面打转。彭老师说："学习的机会要好好珍惜，是那么的宝贵！"勤奋刻苦学习是我们永远不变的追求，熟悉掌握护理知识是日后做好护士的基础。

老师很谦虚，说自己没有那么优秀，她一直在向别人学习，因为每个人身上都有优点。学习别人的优点，可以不断完善自我。老师的那份质朴让我们感到亲切，但又惭愧。资历如此深厚的彭老师，身为护理部主任的彭老师，尚能够以这样谦虚的心态看待身边的其他护士，我们为何不可？我们是"90后"，我们个性张扬，我们是本科生，我们的思维更加不一样，但是在护理事业面前，在前人的足迹前，我们更应该怀着敬畏的心，虚心学习，做好准备，带着热情和虚心踏入崭新的职业岗位。护理工作需要我们善于观察、学习和思考。

彭老师也对我们这些未来的护生提出了建议。中医护理在未来的医学领域上有很大的发展空间。加强中医基础知识的学习，包括中药，方剂的组成、主治、功效，是本科学生必修的基础知识和技能。发展中医中药在临床的应用和实践，用理论知识、科学解释、数字化依据将中医药带入世界的舞台是日后中医药的发展方向。 也许做好这些，是我们对于这些护理前辈，这些中医护理奠基人最好的回报，也是对中医最好的继承。

再次温习彭老师的一席话，让我这个即将踏入临床、浮躁不安的心平静了许多——胆大心细，谦虚礼貌，沉住气！这些是我们初入临床的人应该有的智慧。花开自有蜂蝶采，中医护理事业期待我们去拓展！

（乐群　上海中医药大学护理学院2011级护理本科）

淡若甘草协群芳

——中医护理专家童莉莉叙事故事

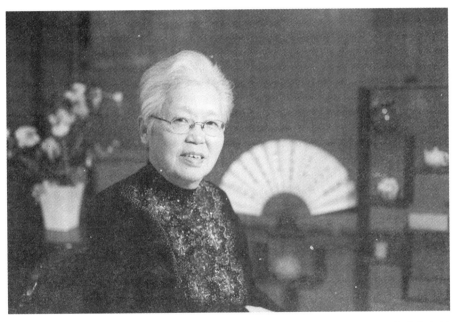

◆童莉莉老师

专家寄语

    我们这代人的想法其实很简单，就是老老实实做人，踏踏实实做事，心平则气和，一辈子专心做一样工作，生活总归不会亏待你的。我一辈子就只是一个普普通通的护士，没有发明创造，没有高级职称，但是我很高兴自己终身从事的工作能够被大家认可，更高兴我们的行业发展得越来越好。回顾我的一生，凡事尽自己的责任，只求问心无愧。

　　年轻的护理同行们，希望你们在人生旅途中先有付出，后问收获；乐于助人，不忘律己，从容过好每一天。

童莉莉

2014年9月3日

专家小传

　　童莉莉，1942年出生于上海，原上海中医药大学附属岳阳医院护理部主任。1961年毕业于曙光护士学校，毕业后先在崇明中心医院从事护理工作18年，后在岳阳医院从事护理工作18年，具有丰富的内科、骨科护理和护理管理经验。童莉莉是岳阳医院中医护理团队的创建人之一，她的荣誉始终与岳阳医院紧密联系在一起。在她和同事的共同努力下，岳阳医院顺利完成了"三甲"评升、院址搬迁、特色探索、人才储备的发展进程。

专家印象

　　据说曾经有一位医术精湛的医生，外出远行前给徒弟留了几包事先开好的药，准备应付家里来的病人。谁知他多日未回，留的那几包药快要用完了。徒弟无法，只好把院里烧水用的嚼起来甜丝丝的干柴切碎包起来，妄称是师傅留下的。谁知那些患了脾胃虚弱的病人、患有咳嗽痰多的病人吃了这些甜丝丝的干柴，病都好了，这种干柴，就是甘草。从此，甘草入药，沿用至今。甘草因其和缓、能够调和诸药的药性，更是成为中药中应用最广泛的药物之一。

　　我们采访童莉莉老师的足迹也是从这无心之为中开始。初见童老师，她的谦和与朴实让我们无法把她与同行口中严厉的护理部主任联系起来，但是她挺直的腰板、交谈间偶然露出的坚定的眼神提醒我们，这位老者一定有着不平凡的故事。于是对童老师的采访就如同品味甘草一样，初见波

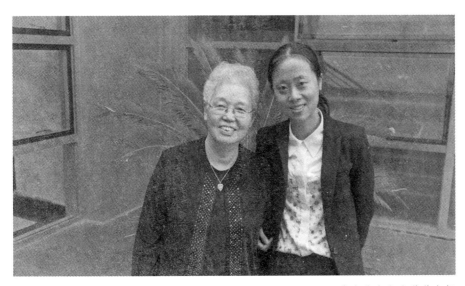

◆本文作者与童莉莉老师

澜不惊，处之惊喜不绝，回味余韵无穷。

对童老师的采访多是在她工作了数十年的岳阳医院病房里进行的，她的先生患有慢性疾病，经常在这里住院，童老师总是陪在身旁。当我们推开病房门的时候，童老师正在给老伴儿念报纸，夏日午后的阳光打在两位银发老人的身上，勾勒出一幅执手偕老的图景，令人羡慕。采访的过程常常会被自发前来探望童老师的护士们打断，有的护士送来亲手做的点心，有的护士帮忙打来热水，有的护士只是轻轻送上问候。她们曾经在童老师的领导下和岳阳医院一起成长，童老师是她们敬重的人。护士们说："我们和童老师的感情就像家人一样，不是金钱可以衡量的。"童老师说："这里就是我的家，即使退休了，经常会忍不住回来转转，我的心在这里。"这份暖暖的同事之谊打动着我们，也为采访做了极好的注脚。

虽然童老师说她的故事就像任何一个最平凡不过的护士的人生一样，但是无论是她年轻时在艰苦环境下的顽强成长，还是担任护理部主任期间的恪尽职守、提携后辈，都让我在她的故事中看到了那个年代职业女性难能可贵的坚韧与无私。

一、播种

甘草是一种朴素的中药材，不需要肥沃的土壤，不需要温室的环境，多生长在干旱、半干旱的沙土、沙漠边缘和黄土丘陵地带。甘草喜爱阳光的特性使得它不论在哪里都能朝气蓬勃，生气盎然。童老师的青少年时期就像一枚甘草的种子，沐浴着心灵的阳光，深深地扎下根基。

1. 中药店铺里的启蒙教育

童老师的家庭与中医药有着很深的渊源。她的父亲是老上海知名中药店铺——童涵春堂的股东之一，童老师便出生于这浓浓的中草药氛围之中。提起中医中药，她总是赞不绝口："我这么大年纪能有这么好的精神气，全靠中药材调养。以前我父亲每年冬天都会给我服膏方药，整个冬天都不怕冷。"寥寥数语让我们明白了童老师不施粉黛却总能保持气色红润的秘诀。中药铺教给童老师的不仅是中医药文化的启蒙教育，还有中华传统美德的启蒙教育。

童老师是家里的长女，她有着南方女子典型的娇小身形，但是说话做事却给人直爽、果断的感觉，丝毫没有南方女子的柔弱。童老师说这主要是受到了母亲的影响："我的母亲是一位有主见的传统女性，她帮助父亲一起打理中药铺子，我们受她的言传身教很深。"小时候的一件事一直让童老师记忆犹新。她回忆道："那时我还是小学生，学校新发了书，我想包书皮，就向正在柜台上忙着包药的父亲要一张包中药材的牛皮纸。但是母亲制止了我，她说：'莉莉，那是公家的纸，我们不能随便拿的，要学会拿自己的钱买自己想要的东西。'这句话给我印象特别深，几十年了也不敢忘记。"的确，母亲的话虽不多，却一字一句刻进了童老师心里，即使父亲是药铺的股东，药铺的东西也不是自家的东西，不是自己的东西，哪怕一张纸也不能据为己有。母亲还教给了童老师更多为人的道理，童老师一直记着母亲的话："女人就是要有女人的样子，要有能力来管好自己。"因此，虽然童老师出身于小康的家庭，却并不甘心当一个娇小姐，她坚守着女子当以自强为荣的信念，努力实现自己的社会价值。

中药店铺里的成长岁月是静谧与美好的，父亲的教导与母亲的叮咛伴随着童老师，带着对中国传统文化的敬慕，她走进了人生的下一个旅途。每个人的成长旅途都不是孤单的，长辈常常是我们最好的启蒙老师，三春关爱总是化作无数叮咛和期望，有时温润得沁人心脾，有时绵密得让人喘不过气来。于是，那些能够从中细细剥离出人生哲理的年轻人，少走了许多弯路；而那些仗着青春期的莽撞叛逆而为的青年，则多了不少曲折和磕绊。长辈的言传身教往往不仅仅是经验的分享，更是处世原则的凝练。

当我们在物欲横流的社会中行走时，常常会忘记前行的初衷和自己的本来模样，当青春的梦想撞得头破血流，当骄傲与自信磨砺殆尽，有人会质疑勤奋努力的价值，有人会垂涎不劳而获的财富，最终迷失了生命的意义。爱因斯坦说过，由百折不挠的信念所支持的人的意志，比那些似乎是无敌的物质力量具有更大的威力。因此，当我们步入社会之前，不妨为未来的自己树立一个榜样，写下一段寄语，使之成为迷惘前途中的一盏明灯。童老师的榜样是她的母亲，那么你的榜样将会是谁呢？

2. 不顾反对，奔向护校

回想起自己读护校的经历，童老师表示简直就像电视剧一样："我的母亲非常反对我做护士，因为母亲1957年在光慈医院（就是现在的瑞金医院）开过疝气，医生做什么工作，护士做什么工作，她很清楚。童家就一个千金，母亲不舍得自己女儿去做这份辛苦的工作。我当时考上了中专的医士班，但因为是女生，就被分到了护士班。母亲坚决反对，把我的中学毕业证书锁了起来，不让去报到。在临报到的当天下午，还是我父亲想尽办法，偷偷拿到了钥匙，把毕业证书交到我手里。"报到那天的兴奋与紧张是童老师永远都忘不了的，她怀揣着证书和报到证，一路奔跑到了位于一大会址的曙光医院，等她刚办完报道手续，随后赶到的母亲就怒气冲冲地找到李文英校长要求退学。校长再三劝慰，才留下了这个倔强的小姑娘。

当问起为什么如此执着地要去读书，童老师说："两个弟弟年纪都还小，他们以后读书还要花很多钱。父母年纪都大了，他们劳碌了一辈子，也需要喘口气。我是家里的老大，不能总是靠家里的。护士这个职业还是挺好的，工作稳定，收入也不错，所以我想学好知识，出去工作。能给这个家出份力，我很高兴的。"也许正是这份得来不易的学习机会，让童老师一直珍视着护理工作，终生不渝。

童老师笑呵呵地讲着年轻时的故事，我恍惚中仿佛看到了一个梳着两条辫子的小姑娘正迎着朝阳奔跑，怀里紧紧搂着的是她稚嫩的理想和成长的渴望，虽然大汗淋漓，但却满心欢喜。我们每个人心里都曾住过这样一个小姑娘，只不过有的跑出了心里，跑进了现实，而有的在一念之间就永远消失了。

有了理想能够紧紧追逐的人是幸福且强大的，然而当现实与理想有了差距，能够及时适应，并且重启征途的人，却更加难能可贵。经常有同学遗憾高考没有考进自己心仪的专业和学校，从而意志消沉。殊不知，世上能够事事如意的人，无异于凤毛麟角，即使当下的愿望全都如意了，又会衍生出无数的不如意来。细看身边的朋友，有多少人是从事着自己所喜欢的工作？即使入行的时候是喜欢的，当它与谋生的压力捆绑在一起时也多半成了不喜欢。因此，那些成功的人未必有喜欢的工作，但却努力喜欢着自己的工作。南非心理学家克莱尔·牛顿是这样阐释人生的目标的："你的目标应该超越自身的获取，也就是应该能让别人的生活有所改观。"因此，在二十几岁这个最美好的年龄，不妨静下心来学会和自己沟通，想一想自己有什么才华和天赋可以利用起来，使家人愉悦，给他人便利，乃至令世界改观，努力用自己的学业和工作来圆满自己的人生目标。

3. 拒绝照顾，远赴崇明

崇明，可以说是童老师的第二故乡。那个年代的崇明不是以瓜果富饶诱人的鱼米之乡，更不是以山清水秀闻名的休闲胜地，而是上海年轻人分配工作时避之不及的清苦之所。在童老师临近毕业时，也面临了这样的选择。"我们当时一个班毕业的同学，分配得天南地北，大家最羡慕的就是那些能留在上海的同学。其实我当时完全可以留在上海，因为当时就要结婚了，我未婚夫就在曙光医院工作，只要他说说情，我肯定能留在曙光医院工作。但是我不想这样。我跟他说：'如果因为你的关系我留下来了，那么以后我一辈子都要在你的照顾之下了，我不要，我要自强，我不需要别人的照顾，那些名额可以留给更需要的人。'"通情达理的未婚夫当即表示，他愿意跟童老师去任何地方，不管是黑龙江还是江西，义无反顾。童老师笑拒："我连麻烦别人都不愿意，又怎么可能让你跟我去受苦呢。"这一选择拉开了夫妻俩18年异地婚恋的帷幕。

我钦佩这隐藏于娇小身躯内的铮铮傲骨，也好奇这半个世纪前的"半糖主义"婚姻生活给童老师带来了什么影响。崇明交通不便，童老师一个月才能回一次家，每次回家坐船、乘车，常常要凌晨两点才能到上海。回想那些日子虽然辛苦，却也成了一段特别的人生回忆。每当老夫妻俩并坐忆及往事，这段聚少离多的日子总是让人更加珍视相守的时光，童老师总是说："以前我先生帮了我很多，现在，终于轮到我好好照顾他了。"

高尔基说过："我们若要生活，就该为自己建造一种充满感受、思索和行动的时钟，用它来代替这个枯燥、单调，以愁闷来扼杀心灵，带有责备意味和冷冷地滴答着的时间。"崇明的艰苦生活，留给童老师的不是抱怨和遗憾，而是一段段混淆着汗水和泪水的鲜活的青春故事。童老师就是在这片贫瘠的土地上扎下根来，努力生活，茁壮成长的。艰苦的环境未必是扼杀成功的摇篮，生活的强者往往能够从这常人少有体验的环境中经历更多，体验更多，收获更多。

二、成长

甘草有着执拗不服输的性格，它耐旱、耐热、耐盐碱、耐寒，具有较强的适应性和抗逆性。顽强生命力也体现在童老师的成长经历中，童老师曾如同一株稚嫩的幼苗在风雨磨炼中茁壮成长。

1. 逐渐褪去"娇骄二气"

那年去崇明县中心医院工作的上海姑娘只有四人，其中数童老师家庭条件最好。在学校的时候，大家都称童老师是十指不沾阳春水，兼具"娇骄二气"的大小姐。崇明艰苦的生活她能适应吗？童老师为自己交出了漂亮的答卷。

说起崇明生活的艰苦，童老师更像是在回忆一段有趣的经历："我们当时住的地方条件很差，常常是外面下大雨，宿舍里下小雨。下雨天大家就拿着锅碗瓢盆满屋子接雨，一群女孩子就这样慢慢熟悉起来；雨天去医院的泥路特别难走，我们的套鞋常常陷在泥浆里，拔也拔不出来，只有姐妹们互相扶携，才能渡过难关；当时农村吃的玉米饭又硬又粗，四个人连二两饭都难以下咽，全靠姐妹们说说笑笑才能忘记种种辛苦。"环境的严苛将童老师外表的孤傲打磨殆尽，同时将内心打磨得更加细腻柔和。在那里，她学会了人与人之间的真诚相处、学会了在艰苦环境里彼此取暖。"那个环境教会我，千万不能离群，如果不能主动融进当地的环境，找不到同伴，自己就吃苦了。还有就是要学会让身边的人快乐，如果身边的人都过得不开心，自己怎么可能会高兴呢。"崇明工作时的患难与共让童老师收获了最宝贵的友谊。直到现在，这群老姐妹还时常联系、一起聚会。

良好的适应能力是成功人士具备的重要能力，这种适应不仅包括对自然环境的适应，还包括人际关系的适应。中国有句古话："一个篱笆三个桩，一个好汉三个帮。"纵观古今中外，成功往往都是建立在良好的团队协作之上，梁山好汉的情同手足可以撼动腐败政权的根基；苹果公司的精良团队能够创造风靡全球的商业奇迹。分享与分担是我们在人际交往中很重要的能力，生活就像一面镜子，当你对他人展现微笑与善意时，也能收获到快乐。友谊是成功的人际交往结出的硕果，它能够在困难中化解艰辛与烦闷，在顺境中分享愉悦与成功，让人生的道路充满惊喜。

2. 由量变到质变的工作经验积累

崇明工作的辛苦是现在难以想象的，但是那时候的工作为童老师打下了扎实的基本功。童老师说："过去，一个护士夜班推注二十余支50mL的针剂，注射三四十支肌肉针，加好五六十个病人的静脉输液是非常常见的情况。"有一个夜班童老师记忆犹新："那一晚我管着七十几个病人，其中6个重病人的护理让我花了不少功夫。就是在这个最忙的晚上，突然急诊室送来了两个喝农药的妇女。我一边安顿好七十几个老病人，一边推着抢救车，协助医生抢救，同时还要安抚病患和家属的情绪，忙得根本停不下来。但是为了配合好医生的工作，我还是都完成了。连医生都说'童莉莉，看不出你个子小小的，能力不小嘛'。其实，这全靠我在崇明长期锻炼培养出来的护理统筹管理能力和扎实的专业基本功。"

童老师所回忆的夜班工作让人唏嘘不已。当被问到从事这么大强度的工作是否想过偷懒时，童老师说："如果工作做不好，人家来接班时，我会觉得给别人添麻烦了，很难为情的。再说，别人都能做到的事，我为什么做不到？"带着这一份高度的责任感和不服输的劲头，童老师出色地完成了崇明工作期间高强度的护理工作。童老师觉得这段经历是她职业生涯中非常宝贵的学习机会，崇明的工作让她积累了很多病种的护理经验，以至于后来转回上海工作时，她觉得没有什么临床工作能够难倒她了，她出色的表现很快得到了医院管理层的重视。

每个人距离成功的路途总是大致相同的，出发的时间越早，前行的速度越快，到达目的地的时间就会相应缩短。付出的努力总是会有回报的，或许难以预测回报的时间和场合，但却始终是一份隐形的财富，当量变积累到质变的时候，全新的你将会迎来崭新的生活。

经验积累的过程常常伴随着许多疑惑和不安，这是付出与预期收获之间的时间错位引起的。"速食时代"的人们希望收获是即时兑现的，于是，耐心逐渐成为奢侈品，计较和攀比总是让人浮躁难安。通往成功的路途是否真的有捷径呢？曹雪芹苦写十年，始成巨著《红楼梦》；李安蛰伏家中六年才导出了令自己满意、让世界肯定的电影作品。人们往往只看到他们最光鲜的一面，背后的辛苦又有多少人知晓。当你觉得为他人、为社会作出贡献的时候，殊不知其实自己也会受益匪浅。

3. 树立职业信仰

童老师最初选择护理职业的原因是因为它能够支持家人的生活和发展，同时也能够证明自己的成长。但是在经历了一件职业事件后，护理工作在童老师心里有了更为深远的意义。在崇明工作的时候，童老师遇见了一个修女，她的端庄与平和让身边的每一个人都觉得温暖。七十多岁的修女突发脑溢血住院，护理她的正是童老师。童老师说："在医院，修女没有家人照顾，全部靠护士照料。当时急性脑溢血在6个小时内是不可以翻身的，于是修女很快出现了压疮，我真是担心，但是受限于当时的医疗条件，除了消毒和垫橡皮圈实在没有更好的办法，只能眼看着压疮越来越深，直至露骨。结果，修女最后不是死于脑溢血，而是死于压疮。"这个事件对童老师刺激很大，虽然五六十年过去了，但是她一想到修女白皙皮肤上那触目惊心的压疮，都会伤心不已。"虽然没有人批评我，但是自己良心上一直受到谴责。我一直感觉病人在这种问题上死掉，太可惜了。作为护士，我们一定可以为她再多做些什么，我们有那么多中医中药的护理方法，一定能找到更好的办法弥补单一的西医护理方法，来解决患者的压疮问题。"她是这样想，也是这样做的，后来进入岳阳医院工作后，她致力于推广红花酒精皮肤护理等中医护理技术。

带着逐渐明晰的护理信念，童老师一直全心对待工作，她认为护理病人来不得半点怠慢。"这么多年的护理工作，我一直保持着一个习惯。每当轮到夜班，我习惯前一天晚上六点半就睡在值班床上，仔细想想病区里所有病人的病情，模拟着各种可能出现的状况和护理对策。到了半夜交接班的时候，我会认认真真听每个病人的情况。"这样全身心投入工作使得每个和童老师合作夜班的医生都对她赞不绝口。

信仰是指引我们灵魂前行的舵手，人们总是歌颂与渴求。契诃夫曾说："信仰是个鸟儿，黎明还是黝黑时，就触着曙光而讴歌了。"对于一名护士而言，守护每一个病人的生命和灵魂就是我们的职业信仰。

医院是一个启人深思的地方，在这里可以看尽人世间的生老病死、悲欢离合；医院是一个促人成长的地方，在这里可以看到各类社会关系和社会活动高度集中的缩影。与病人的朝夕相处，会让我们不自觉地融入病人的生活，体会他们的喜怒哀乐，从而也能看到自己工作的意义。有人说，与病人的沟通是一种情感负担，容易引起职业倦怠；但同时与病人的沟通也是一种情感分享，护患之间都能有所收益。从病人身上，护士能看到生命的脆弱和珍贵，能看到危难之中的真挚情感，能看到面对困难时人的巨大潜力。对于护士来说，投入感情的工作使之不断重塑生活和工作的信仰，坚定前进的步伐。对于病人来说，注入灵魂的护理让他们体会身体与心灵的和谐。因此，让我们做一个有信仰的护士，坚守最初的职业承诺，走近患者的心灵，努力将护理工作打上自己的灵魂标识吧。

三、显效

甘草并非名药，但其药性和缓，补脾益气，滋咳润肺，缓急解毒，能调和百药。陶弘景在《名医别录》中提及，甘草"最为众药之主，经方少有不用者"。童老师在工作中把持大局、躬先表率、尊贤爱才，常如甘草一般调制和谐。

1. 中医护理是岳阳的立院之本

1979年，已经离家18年的童老师回到了上海，当年懵懂的小姑娘带着成熟的职业经验和坚定的职业信仰重新投入新的工作。全新的工作环境没有难倒她，反倒给了她更多发挥和创造的空间。童老师说："我始终对中医情有独钟，一来受家里开中药铺子的影响，二来我的丈夫是中药师，潜移默化地对我有专业影响。"岳阳医院这个充满中医氛围的工作平台激发了她的专业热情。童老师因为自身的出色表现很快得到提拔，她的发展眼光也从着眼于自身发展延伸到整个医院中医护理工作的发展。当时的岳阳医院规模很小，只有150张床位，周围有瑞金、中山、华山等知名医院，同属中医药大学的曙光医院和龙华医院已具有较高的知名度。如何帮助岳阳医院突破重围、彰显特色，是童老师日夜思索的问题。"岳阳医院需要中医强，但不能只靠中医，我们的护士必须中医打底、西医武装。当务之急是发展中医护理。"

童老师始终坚信中医护理是满足临床所需、符合国情现况的发展之路。她认为中医护理在临床工作中意义巨大："就以脑溢血病人的护理为例吧。脑溢血病人的保暖护理很重要。临床上，我们时常会见到脑卒中的病人，盖被子仅仅盖着肚子，而露出了四肢，这样的做法与中医护理的理念是相悖的。中医认为四肢乃诸阳之本，阳盛则四肢实，因此四肢保暖了，全身才能暖起来，血压也不会骤然上升了。如果我们的护士能够将这些中医理念运用到护理工作的点滴中去，相信病人一定会受益很多。"

童老师对中医护理的坚持是有前瞻性意义的。随着现代医学模式和人民健康观念的转变，中医所提倡的"治病于未然，施护于整体"的理念已被广为接受。中医护理因其"简便验廉"的特点广受患者青睐，是符合中国国情的宝贵传统文化。众所周知，护理是中医诊疗过程中不可缺少的部分，它的时代地位正日益凸显。《中国护理事业发展规划纲要（2011—2015）》中明确提出："大力发展中医护理，提高中医护理水平，发挥中医护理特色和优势。"《上海市护理事业发展实施方案（2012—2015）》中也指出："加强中医护理在老年病、慢性病防治和养生康复中的作用，提供具有中医药特色的康复和健康指导，加强中西医护理技术的有机结合，促进中医护理的可持续发展。"这些都鼓舞着中医院护理工作者立足传统，把握契机，不断发展中医护理。

中医护理的发展不一定是大张旗鼓的，它可以是润物细无声的。当中医护理理念与现代护理技术相互融合，渗透入临床护理工作的方方面面时，中医护理便已是悄然前行。不论护士是在中医科室或是西医科室工作，也不论护理的对象是重病垂危的患者还是社区的亚健康人群，中医护理的理论基础和适宜技术总能为我们的工作打开新的思路，提供更多选择。

2. 满怀责任心，实现岳阳三甲评审

童老师担任岳阳医院护理部主任不久便迎来了职业生涯中最艰巨的挑战——岳阳医院准备申报三级甲等医院评审。童老师1990年进入护理部工作，时隔一年便要担负起这个历史性的使命，这是她职业生涯中又一项全新的考验。当院长把护理部分的任务交给童老师时，她满怀信心："岳阳人都是努力的，我们护理人更是好样的。您放心，我们一定踏踏实实地把工作做好。" 面对医院当时底子薄、护理人员少、中医护理特色弱的问题，童老师与全院护士投入了大量的心血。她说："当时医院护士普遍缺乏中医护理基础，临床缺少规范的中医护理流程，我就和护士们一起学习，互相在身上练习针灸、拔罐等技术，通宵达旦编写中医护理病历，制定章程。"为了帮助医院申报三甲，童老师付出了自己的所有精力，同时也充分调动身边的资源。她的先生写得一首好字，这在没有电脑的时代是非常可贵的技术，于是先生分担了书写申报材料的任务。功夫不负有心人，1994年1月8日，岳阳医院顺利通过专家们的严格考核，评为三甲医院。这虽然是医院的荣誉，但是童老师把它当作自己人生中最宝贵的记忆："这么多年，为岳阳医院的付出胜过为自己孩子的付出，我是岳阳医院的一部分，岳阳医院的进步就是我最大的快乐。"

也许有人觉得童老师傻，把医院的发展视作自己的发展，将医院的利益等同于自身的利益，这样会快乐吗？其实，在我们身边也有很多童老师这样的人，他们沉浸于平凡的工作，过着简单快乐的生活。记得一个冬日的傍晚，我缩着脖子路过家门口的修鞋摊，鞋匠一边修着皮鞋，一边快乐地哼着歌。从他褴褛的衣着和开裂的双手中，我找不到快乐的理由，便问他："今天是遇到什么喜事了吗？"他说："没什么特别的，有工作做就说明我自己的小生意还不错。"很久没有听到发自内心喜欢工作的言论了，我想鞋匠的快乐是因为他把工作当成自己人生目标的一部分，工作与自己是一体的，这兴许是为自己打工的优势吧。其实，只要你愿意，每个人都能为自己打工，毕竟职业成长和发展是要靠自己取得的。只有将自己融入工作当中，才会少了旁观者的指责与挑剔，而多了参与者的主动与热情。

常常有人质疑付出与收获是否能够成正比，长远看来，你能够为工作付出多少心血，工作便能反馈给你多少礼物。工作不是依赖与黏着，而是主导和融入，当我们为了实现共同目标而服务同事、服务部门的时候，也是在实现自己价值。同样，护理事业的发展也需要我们以主人翁的姿态投入。

3. 彼此尊重是工作的润滑剂

从事护理工作不仅让童老师收获了职业成就，还让她收获了许多真情。童老师认为"尊重"是打开人际关系栅栏的钥匙。她喜欢倾听病人的故事，当想不到更好的安慰话语的时候，她就尽力为病人提供帮助。童老师回忆："我遇到过一对相依为命的老两口，老头子生病住院了，老伴家里医院两头跑着照顾，由于住得离医院很远，没几天老伴也病倒了。为了让老两口早日康复，我就让老太太安心回家养病，自己全权负担起了老头子的医院照护工作，每天帮病人刷牙、喂饭、换尿布垫，就像自家人一样。后来，老太太病好了，回院探望老头子，发现我照顾得比她自己照顾得还好，特别感动。为了感谢我，老太太亲手为我做了衣服，每次穿着她做的衣服，我就觉得自己已经不再是当年那个孤傲的小丫头了，我觉得自己的心和患者的心紧紧贴在一起。"

在岳阳医院这个大家庭里，童老师把每个护士都当作自己的孩子。护士们的一言一行都牵动着她的心。童老师记得这样一件事情："一次，一个年轻护士没有按时来医院上班，傍晚时候，护士的母亲打电话给我，讲了女儿最近因为情感问题心情不好，一天都没有见到人，不知道是否在医院。接到这个电话，我马上就坐不住了，立刻放下手头的工作，拉上小姑娘所在病区的护士长跑出医院，一条街一条街漫无目的地寻找。深冬的晚上天黑得早，我们不知不觉一直找到九点多钟，直到接到小姑娘已经平安回家的消息才放心往回走，这时我们才想起居然都忘了吃饭。"童老师说："找到小姑娘不仅仅是对她妈妈的交代，也是对我自己的交代，我的孩子不在身边，她们就是我的孩子。"这份爱护也换来了护士们对童老师的尊重。大家对这位外表严厉、内心体贴的护理部主任印象深刻。护士们记得每年岁末护理部精心准备的"压岁钱"，虽然不多，但喜庆的"红纸包"寄予着最诚恳的祝福；护士们记得评审三甲时和童老师一起通宵奋战，虽然辛苦，却感受到同心并力的温暖。这些情谊绘就了童老师职业生涯中的珍贵记忆。

与人相处是一门艺术，特别是在我们这样一个人口众多、社会关系复杂的国度，和谐的工作关系和友善的生活交往能够帮助我们打开通往成功的畅途。初出茅庐的学生面对纷繁复杂的人际关系总会有些茫然无措，好在前人为我们总结出了许多金玉良言。《礼记》有言："君子贵人而贱己，先人而后己。"《荀子》中提到："仁者必敬人。"

尊重是良好人际交往的保障，这在护理职业中更是具有现实意义。职业特点使得我们所接触的人或事常常攸关生死存亡，高精准的护理要求使得对理性思维的呼声常常凌驾于感性思维之上。于是很多时候，急促的命令取代了沟通，匆忙的脚步掩盖了问候，紧张的神情收敛了笑容，原本人与人之间最普遍的倾听与问候倒显得弥足珍贵。然而护理职业的魅力并不拘泥于娴熟的技术，还需要一颗敏锐、温柔的心。就像童老师，她以一颗善良、朴实的心对待每一位渴望生命的患者，用自己的爱心和微弱的力量为共同奋战在一线的同事营造温馨的小家。经常为别人着想的人永远不会寂寞，童老师在尊重他人的同时，也将自己的影子深深地刻入别人的脑海，于是在病人眼中，她是一名好护士，在同事眼中，她是一位博爱的长者，这些都成就了她职业生涯的成功。有人也许会质疑，时代的发展或许会改变成功的必需条件。的确，科技的发展能够取代很多传统的行为模式，科技能够替代药师计算出用药量，科技能够替代医师进行手术，但是科技不能代替人与人之间的沟通，而尊重和关爱是沟通中的永恒主题。护士的职业精髓永远不会随着时代的发展而褪色，它将会在人际关系疏离的高科技时代中愈发显得动人心弦。

4. 甘当绿叶，鼓励护士成长

童老师是一位高傲又谦卑的长者。在回想曾经面对的困难时，她总是充满了决心和斗志，但是在提到荣誉时，从未听她谈及自己的名字，倒是如数家珍地夸赞这些年医院培养的骨干护士，这些骨干护士是童老师最大的荣耀。童老师对岳阳医院过去的护理人员配置有过这样的评论："医院之所以中医护理特色薄弱，发展艰缓，主要是因为护士学历结构太低，人员配备失衡，所以培养人才是关键。"她是这样想也是这样做的，担任护理部主任期间，童老师一直把培养人才视作重中之重，广招人才，不仅鼓励护士学习，而且努力创造机会让护士学习。

童老师特别尊重高学历的护士，她对自己招进的第一位本科护士陆静波总是赞不绝口："小陆一直是我的骄傲，她是上海第二医科大学的第一届本科生，不仅有新颖的知识，有创造力，而且很刻苦，新时代的护士就应该接受高层次的护理教育。"童老师鼓励护士们在职攻读学历，看到护士拿到了夜大的文凭，她比护士更高兴。看到护士们通过学习，得到职称晋升，她比自己拿奖更高兴。她说："医院的发展最终是要靠年轻一代的，我要尽量为她们创造机会，而不是与她们竞争。只有我的榜样做得好，下面的人才知道什么是正确的事。"有了前人的榜样，岳阳医院发展和培养年轻护士的良好文化一直延传至今。

童老师为我们展现了临床护理管理者的胸襟和气度，一如商人李嘉诚所说的。成功的管理者应该是伯乐，伯乐的责任在于甄选、延揽比他"更聪明的人"。我们也许无法企及大企业管理者的高度，甚至也未必像童老师一样成为护理部主任，但在未来的学习和工作中，总会有机会承担管理一职，比如课堂上的小组学习、病房里的患者管理、带教时的学生指导……当我们成为管理者时，应该以何种角色展示人前呢？

老子有言"善用人者，为之下"，意即推崇"不争之德"。在现代社会，这个"不争"主要体现在彼此间的认可和支持。美国社会心理学家埃森博格（Eisenberger）所构建的组织支持理论（Organizational Support Theory，OST）认为，组织应该为员工提供必要的支持，并在员工有良好绩效表现时给予奖励。护理管理学者叶志弘在她设计的医院同伴支持系统研究中提出：注重护理同事间建立互信互助的同伴支持系统，能够使得护理人员在工作中互相扶持，共同进步。工作环境可以说是我们一生中花费时间仅次于家庭的地方，每个人都渴望得到一个舒心、愉悦的工作环境，身处其中的我们可以共同努力。不论你身处何职，发现他人长处、分享收获与成果、共创成长机会其实也是为自己建立良好的人际关系，为未来的发展拓展空间。

延伸思考

时光总是难留眼中，乌飞兔走尽褪韶华；时光却能常驻心间，滤去一张张纷繁的容颜，沉淀下一段段至理的箴言。童老师的故事是她人生旅途中的些许剪影，却也反映出了那个时代中医护理人的前行之路，也许步履轻微，也许印迹模糊，仍旧承载着中医护理事业艰难前行。

童老师的故事平淡如水，没有豪迈的言语，没有跌宕的剧情，却让我印象深刻。在她的观念里，"他人"总是重于"自己"。提到自己，她说："我这个人很普通的，没什么特别的才能，你们还是不要写我了，难为情的。"提到他人，她说："我最幸运的事情就是遇到的人好，领导有才能，而且信任我；同事好学上进，处处支持我，岳阳医院的发展全靠有一群好员工。"谈到职业成就，她说起年轻护士们获得的成绩可以说上个把小时，谈到自己时，她说："我没有什么的，我就是一个大管家，为大家服务就是我的工作。大家进步了，我就高兴。"面对这样一位朴实的长者，我常常苦于无物可写。但是她的谦和是发自肺腑的，是嵌刻入整个生命历程的。因此，从她珍贵的个人素材中，不难嗅到她的处世态度：事事考虑他人，在助人中实现自我提升。童老师为我上了一堂关于处理自己和他人关系的课程，这也是我们现今生活中经常要思考的问题。

时代的发展迎来的思维变革与传统文化总是不断碰撞，当"个人英雄主义"的思潮不断冲击社会，有人迷恋于个体发展远胜于集体荣誉，有人脱离社会规程追求无节制的"自由"。个人发展固然重要，但是不要让自我膨胀过大到挡住前行的视线，不要过于自尊以至迷失自我。个人在群体中如何进退，贯穿于我国的儒家思想当中，《荀子·富国》中说"人之生，不能无群""离居不相待则穷"，强调了人与社会是共同发展的，群体的发展有助于个人的成长。从童老师的故事中，你是否能够读到那一份助人济友、以退为进、仰取俯拾的从容呢。

（陶莹　上海中医药大学护理学院中医人文护理教研室）

学生感言

护士的工作就是爱

有人把护士比作天使，我虽然没有见过天使，但我见到了和天使很像的童莉莉老师。作为中医人文护理吴霞工作室的成员，我有幸参加了童莉莉老师的采访工作。在采访之前，我读了有关童老师的资料，准备了几个小问题。这是我第一次采访，而且此次采访的对象又是在护理专业非常有成就的童老师，心中不免有些紧张。初见她精神很好，容光焕发，年龄的车辙几乎没有在她身上留下印迹，浑身充满着护士特有的亲切感，我的紧张感顿时消失了。从访谈中，我感受到了童老师深深的爱，这份爱不仅仅是对病人，对护士，对护理职业，还有对我们年轻一辈的希望之爱。

勃朗宁曾经说过："地球无爱则犹如坟墓。"童莉莉老师就是传播爱的天使，将病人从病痛中拉出来，用爱温暖他们。她的爱不仅仅是挂在口头上，更体现在琐碎的小事上。有时候，爱是一张大单，为加床病人挡住穿堂的凉风；有时候，爱是温柔的双手，帮助病人刷牙洗脸；有时候，爱是轻声的脚步，不停穿梭在病房之间；有时候，爱是病人熟睡后，床边细微的观察；有时候，爱是给予病人的一声叮咛、一点鼓励、一种陪伴。

护士的工作对象不是冰冷的石块、木头和纸片，而是有热血和生命的人。护理工作其实不难，但从对病人的关心方面来说又是难的。我现在是大三护理专业的学生，学习过基本操作后，发现操作的关键不仅仅是动作的熟练与准确，更重要的是对病人的关心。比如在口腔护理的时候，要注意观察病人的脸色，多和病人沟通："请张大嘴巴""请漱口，不要咽下""您感觉舒服点了吗"……这些话语虽然看起来简单，但真正操作时往往容易被忽略。

大二下学期见习，我被分到神经内科，这个科室收治有许多偏瘫、脑出血病人。有一天早上，我给一个偏瘫的女病人做口腔护理时发现她张开嘴巴特别费力，只能露出前面的门齿，虽然她的牙齿缝中还有食物的残渣，但是我没办法清理干净就放弃了。其实，这一切带教老师都看在眼里，但她没有当面批评我。当我从病房中出来时，她对我说了这样的话："在你的操作中要注意和病人沟通。我们科室好多病人都是这样，他们的病情导致他们张开嘴巴很困难，但是你要不断鼓励他，要有耐心。刚才的操作中，你并没有和病人说请把嘴巴再张大一些。也许病人认为这样就可以了呢？你可以再试一下。"然后我又重新操作了一遍，通过不断鼓励病人，病人真的张开了嘴巴，我也顺利完成了此次操作。这两次口腔护理的经历使我真正感觉到我护理的对象是人，不是学校模拟医院的一副大大的假牙。操作中要渗透自己的感情，每一句话对病人来说都是非常有意义的。病人虽然生病了，但能感受到护士的关爱，护士将关爱传递给病人的时候，病人会获得爱的能量，凭借这些能量，病人也许会创造一些生命的奇迹。

临床护理工作繁忙且烦琐，有的护士便将一些操作简化甚至省略。我们知道，口腔护理要求清洁每一颗牙齿、舌头以及上腭。但是我在临床见过每次都只用4颗棉球为病人口腔护理的护士。如果病人口腔清洁情况尚可，这种粗化的操作对病人的影响不大；可是如果这个病人是长期禁食，舌苔厚腻呢？这时候操作的意义就变成了只是为了完成医嘱。

童老师说："要把病人当成自己的亲人。"如果把病人当作是自己的亲人，那么护士一定不会掉以轻心。如果每位护士都这样做了，那么护理质量一定会上一个新的台阶。这点不容易做到，但是童老师做到了。童老师加倍的付出，并不是为了5元的奖金，而是为了保证医疗质量，让患者更舒适，更健康。正是这份对病人无私的关爱，使她收获了病人最真挚的微笑。那时，有个乡下老太太甚至认她做干女儿，还送给她自家织的布，这想必是最温暖的回报了。懂得付出爱的护士，可以暂时成为昏迷病人的意识、自杀者对生命的热爱、截肢者的一个肢体、初盲者的眼睛。从病人方面来说，因为"亲人"般的照顾，疾病或许得到较好的控制，病人或许得到更大的信心，某些意外或许可以避免。从护士方面来说，用自己的关爱温暖病人，病人的爱也会反作用到护士身上。打心底里关心帮助病人，而不是只把照顾病人当成一种工作。这样的工作状态是一种快乐的工作状态，这样的护士也必定是不抱怨的护士。这种快乐也会在医生、护士、病人、家人、朋友间传递，形成良性循环。这种一举两得的事情何乐而不为呢？也许你会说，要关爱每一个病人太难了，但是请别忘了，爱是我们与生俱来的能力，护理这份职业使得这份能力放大，并不断锤炼。也正是这份职业使我们学会什么是真正的爱。

记得冰心老人说过这样一段话："爱在左，同情在右，走在生命的两旁，随时播种，随时开花，将这一径长途，点缀得香花弥漫，使穿杖拂叶的行人，踏着荆棘，不觉得痛苦，有泪可流，却不悲伤。"这句话是对护理职业最好的诠释。爱是治愈一切的力量，护士的工作其实就是关爱。选择了护士这份职业，就选择了与爱同行。想到童老师，我就会想到散发着爱的光芒的太阳，这份爱照到我身上暖暖的，仿佛我也拥有了爱人的力量。我马上就要进入临床实习了，也因此对护理职业有无限美好的期待。我想，我会成为一个新的温暖源，即使不是明媚的太阳，即使不是绚丽的灯光，哪怕只是一支蜡烛，只是一盏小马灯，也要倾尽自己的力量，照亮病人的生命。

（高媛　上海中医药大学护理学院2011级护理本科）

执守护理　忠于梦想

如果非要对她进行比喻，那我会将她比作春天的雨露，滋润患者久旱的心田；比作夏天的微风，吹走燥热的空气，带走患者心灵的创痛；比作秋夜的明月，照亮患者通往健康的心灵彼岸；比作冬天的阳光，温暖着患者，蒸发他们的忧伤。

她是一名优秀的护理前辈，是一名优秀的共产党员，更是一名深受我们学生敬仰的老师。她就是岳阳中西医结合医院前任护理部主任——童莉莉老师。

能够采访童老师，我欣喜万分，终于可以亲眼目睹这位仰慕已久的护理前辈了。果不其然，可以说整个采访过程，我都被不断的惊喜、触动和收获包围着。刚进门的那一刹那，一位白发苍苍，衣着典雅、容貌端庄的老奶奶映入眼帘，她就是童莉莉老师。虽然已经满头白发，但气质却异常的好，可以说是精神矍铄，真有点返老还童的感觉。她开口说话时，言语间根本听不出有半点的气虚，句句都铿锵有力，掷地有声。

在我的惊叹中，我们的采访拉开了帷幕，可以说整个采访都让我惊喜连连，而给我印象最深的是童老师对护理事业的那份执着。

"咬定梦想不放松"

每个人心中都存有自己的梦想，同时也手握上帝赐予的掌管梦想命运的魔法棒。在追逐梦想的道路上，时常会布满荆棘。我们也许会遇到家人的阻挠，抑或是周围人的冷嘲热讽，但是梦想之花能否开放取决于自己的内心。只有内心足够强大和坚定，才可以抵制外界的诱惑，让梦想之花开得绚烂。童老师在追寻梦想的道路上也历经曲折。中考后她顺利地被曙光医院护理班录取，但因为童老师的家庭背景很好，母亲不愿意女儿去干这份"服侍人"的工作，并且使出浑身解数来阻挠：从刚开始的口头警告到将通知书锁进柜子，态度一次比一次强硬。但是，最终还是被女儿的义无反顾所折服。童老师用行动守护住了自己的护理梦。

比阿斯曾说过："要从容地着手去做一件事，一旦开始，就要坚持到底。"回想之前去医院实习的时候，当我们正在担心护士在社会上的地位不是很高，大家都不是很认可和尊重护士时，带教老师告诉我们："护理工作是很神圣的，我们每天都在救死扶伤，为什么要因为别人的一些说法而改变自己的想法呢？"

其实很想问问自己以及周围的同学，是否依然有那一腔激情，能够像童老师一样义无反顾地投身自己热爱的护理行业。有句话说"成功的秘诀在于永不改变既定的目标。"既然确定了目标，就让我们带着它向理想的彼岸靠近。

"立根原在梦想中"

毕业后，童老师被分配到崇明去工作，一待就是15年。在这15年里，她经受着时间和困苦的考验。从条件优越的上海到贫穷落后的崇明，对一位富家小姐来说已经实属不易，而且当时童老师和丈夫正值新婚燕尔，却要隔着长江远远相望。15年的婚姻生活中，只能每月回家时夫妻才可以见面。崇明医院的环境异常艰苦，设备不够用，医护人员短缺，但病人又异常多，每天的工作负荷相当大。在采访时我禁不住问："老师当时您为什么没有选择放弃？是什么给了您坚持的动力？"童老师告诉我："当时也没有想太多，就是想不管做什么事一定要坚持下去。绝对不可以半途而废。"简短的几句话听上去却是那么铿锵有力，如汹涌的潮水般荡涤我的心灵。

好多"80后""90后"的护士都不愿意坚持最初的梦想，她们常常埋怨工作的苦和累，觉得护理工作太过辛苦且薪资不高而选择跳槽。这时，不妨用前辈的精神激励自己。辛苦的付出是证明其存在的价值。频繁更换职业可能会浪费很多精力，专心做一件事情或许会更好，而且目前我国护理还有很大的空间等待着我们这样年轻的血液去开拓，去发展。因此我下定决心以后要像童老师一样扎根临床，亲手照料每一位病人。作为一名护士，能够看着病人一个个康复出院是一件最光荣、最骄傲、也最幸福的事了！

"任尔东西南北风"

1994年童老师当选为岳阳中西医结合医院护理部主任。很多人都认为，做了护理部主任，童老师可以轻松一下了，不用再时刻盯着临床了。但童老师没有这样，虽然护理部主任的工作很繁忙，但她仍然常常抽空去看望病人，督查护士的工作。她坚持自己严谨的工作态度，没有丝毫的放松。她的坚持不仅仅体现在对自身的严格要求上，也体现在对整个护理部坚持高标准和高要求上。把基础最好的小陆同志送到北京中医药大学学习，为以后学院教育铺路。几乎每个科室都送了一名护士到北中医或上中医学习，回来后在自己科室内进行"小讲课"。通过这些举措来提高大家的业务水平。

锲而不舍，金石可镂。童老师做到了一辈子坚守一个梦想。现如今，一些护理专业的学生在学校里都能严格规范自己，但是工作几年后，对自己的要求却松懈了下来，对待病人不再像刚就业那样热情，对待工作也渐渐由主动化为被动，激情被时间所消磨，所取代。在日益浮躁的今天，我们需要以前辈作为镜子，时刻对照自己，在精益求精的工作中勇攀高峰。

采访完童老师，我觉得自己的灵魂被重新涤荡了一遍，身体里充满了童老师灌溉的"正能量"。前方的道路还很漫长，童老师的启迪会伴随着我一步一步坚定地走下去！

（姚瑶　上海中医药大学护理学院2011级护理本科）

纤手妙作植杏林

——中医护理专家钱娴叙事故事

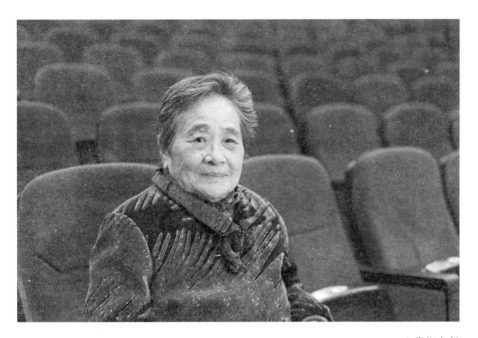

◆ 钱娴老师

专家小传

　　钱娴，1926年出生于江苏省南通市平潮镇。1950年毕业于上海市私立四明高级护士学校。1950年1月到1953年4月，于上海四明医院从事护理工作；1953年4月到1960年4月，于上海市第十人民医院担任护士长工作；1960年4月到1969年，于上海市曙光医院先后担任护士长、护理部主任等工作；1971年到1976年，在上海中医学院附属卫生学校从事教育教学工作。

专家印象

初见钱娴老师是在2012年暑假中的一天，我和陶莹老师按照本书编写计划到钱娴老师家访谈。据吴霞老师的介绍，钱老师曾任中医学院护校的校长，也曾经担任过曙光医院的护理部主任。依据她的职业经历，我们想这次访谈应主要围绕着创新发展这样的主题进行。

很顺利地到达钱老师居住的小区，上了二楼，经过一段狭长的走道，我们敲响了钱老师的房门，钱老师热情地让我们进屋。第一眼看到钱老师，她敏捷的动作好像不能与耄耋老人画等号，而朴素平和的接人待物方式，很容易联想到她曾经的职业经历。她的家是过去的老公房，光线比较暗，房间里没有什么像样的家具，说实话，我没有想到钱老师的家竟然如此简陋。

事先已和钱老师说明来访目的，所以，我们的谈话就直奔主题。但渐渐地我发现，每次听到我们的提问时，钱老师的表情中流露出兴奋和愉悦，但她的回答却总是在重复："我们那时的条件很艰苦，其实我们做的都是分内的工作；我对成绩和奖状向来看得比较淡，现在就更记不起来了；我们的有些工作还没有做好，很惭愧。"访谈很难深入，我们不清楚其中的缘由，或者钱老师对访谈有一些顾虑？考虑到钱老师的高龄和暑热，我们只能暂且结束那次与钱老师的交流。当我们起身告辞时，钱老师眼神中仿佛掠过一丝遗憾，她拉着我的手执意要送我们下楼。看到钱老师不舍的神情，我们提出想和她合影，她马上用手理理头发、扯扯衣服，并用真诚的目光看着我们说："这个样子行吧？"钱老师的言行使我们很疑惑，她希望我们记录她过去的职业故事吗？

后来从钱老师子女那里得知，近两年，钱老师的健康状况不太好，她走失的情况时有发生。虽然她坚持认为可以自理个人生活，但子女基本上仍轮流值班陪伴。原来如此，我们明白了钱老师目光与言语之间差异的原因，心中不免也有几分惋惜，如果我们的行动再早两年启动，或者我们还可以听到钱老师更深层次的职业人生感悟。

离开钱老师家之后，"这个样子行吧"这句问话一直萦绕在我脑中，挥之不去。特别是知道钱老师的身体情况之后，我总在想，这句话的寓意可以理解出很多，尊重、自爱、责任、帮助、期待……很后悔当时没有意识到这些。

再访钱娴老师是一年后，焕然一新的新居，既宽敞又明亮，大家都为钱老师高兴，这才应该是钱老师安享晚年的居住环境。这次，我们不再追究她能说什么，也不再追问她从前的职业经历，而更多关注钱老师的目光。常言道，"眼睛是心灵的窗口"。这一次我从钱老师的目光中看懂了很多，有她对自己从事一生护士职业的热爱，有对中医护理事业的眷念，有对自己生活状态的满足，有对护理教育工作的责任，有对护理接班人的无限期望……从钱老师的目光中，我们还读到了欣慰。我想，我们编写这本书，不仅是一件有益于护理专业学生人文教育的工作，同时也能使前辈们的职业故事保留下来，去影响更多的后来者。特别是对钱老师他们这代习惯于舍身忘我的中医护理人尤为重要，因为，在他们心里总是装着事业、工作和他人，唯独没有自己，那么，记住这些前辈的奉献和光荣就要靠我们和你们。

鉴于钱老师目前的健康情况，我们调整了访谈钱老师的篇章结构：《废墟中开出的花》是陶莹老师根据钱老师的工作简历编写；《我只是个护士》是钱老师的学生、护理学院办公室龚勤慧主任撰写；后面的四篇是在校学生对钱老师的访谈之作。

（李丽萍　上海中医药大学护理学院中医人文护理教研室）

废墟中开出的花

　　阅读钱娴老师的故事，就像推开了一扇落满尘埃，但却散发着乡情古韵的檀木细雕宅门。随着"吱呀——"的开门声，一位额落皱纹、笑容慈祥的老者负手而立。翻阅老人泛黄的履历，一段段故事如同残垣断壁，倒带般地重建起历史的轮廓。

　　1926年出生的钱娴老师，成长于民国的动荡时期，走过了战争的炮火硝烟，担任过新中国的护理工作，最终，她集毕生精力建设起卫生学校，投身于护理教育工作。钱老师的身上有太多的故事，但像历经岁月冲刷的大山，所有的人生故事早已沉淀为静默的山体，子虽不语，其韵已然。于是，我们试着通过人物档案更多地了解她，小心地从记忆的碎片中析离出这一株娇美的花。

　　钱老师的家庭有着典型的时代烙印。三代同堂的大家庭里，她的父亲虽为长子，但膝下无子，只有三个女儿，因此饱受生有男丁的叔叔一家的排挤。"重男轻女"的观念就像一条缰索将女子的未来勒得不见天日，钱老师的母亲因为生了三个女儿，一直在家族里抬不起头来，她不希望自己的女儿重蹈自己的覆辙，坚持无论如何都要让女儿读书。祖母和叔叔对女孩子们百般刁难，不愿意花钱让她们读书，倔强的母亲提出了分家，但是家里的族长和长辈坚持"没有男丁是分不走家产的"。母亲没有被吓倒，她相信只要有勤劳的双手，一定能够养活全家。分家后，母亲四处接下邻居们缝缝补补的活计，父亲继续做着小生意，艰难地供着女儿们继续求学。战争时期的逃难、家境的困窘并没有阻挡钱老师的求学之路，反倒让她更加珍视学习的机会。1950年，钱老师从护士学校毕业，踏着新中国成立的曙光，步入了护理工作岗位。

　　由于工作中的全情投入，钱老师工作两年便被擢升为护士长，工作十年出任护理部副主任。1958年，医院响应国家号召，大批干部到农村参加生产劳动。许多有孩子的医务工作者放下家中嗷嗷待哺的孩子奔赴工作场地，难免诸多牵挂。钱老师希望能为同事们解决照顾孩子的难题。她动员在上海有家的护士们让出医院的宿舍，办起了托儿所，自己当起了临时妈妈，这一温馨之举让下放的同志们少了一份后顾之忧。1959年，国家提出要"提高医疗质量，改善服务态度"，对小儿科病房特别提出要"取消陪客"。钱老师觉得如果能通过自己的努力护理好患儿，让父母们安心参加国家生产建设是一件非常有意义的事。她提出"苦战一周减少陪客"。每天下班后，钱老师自己带头梳洗照顾孩子们，很快，孩子们就和病区的护士们亲近了，父母们都很放心把孩子交到钱老师的病房。新中国成立之初的医疗卫生事业百废待兴，医院的发展走过弯路，也遇过阻挠，但钱老师怀着仁爱之心，凭借一股子解决问题的勇气，在工作期间多获认可，并且得到多项国家和市级表彰。

工作中，钱老师认识到护士接受系统教育是护理事业发展的关键。当时上海的护理教育尚处在萌芽期，没有统一的课本，没有完备的课程体系，钱老师希望通过自己这一辈护理人的努力，建立一所具有中医特色的护士学校。他们广泛吸取同行经验，自编教材，自制教具，大胆开设课程，最终建成了上海中医药大学护理学院的前身——上海中医学院附属卫生学校。在钱校长的培育下，越来越多的护理新生力量成长起来并扎根于各个护理岗位。

特殊的年代，个人发展在历史的波潮中总是显得弱小无助，波折的命运让钱老师更加学会坦然面对挑战。钱老师一个人带着三个孩子生活、劳动，一如她坚忍的母亲。

钱老师的一生伴随着国家发展的崎岖坎坷。然而，就是在这样的环境中，她仍努力践行着自己的职业理想，她从旧社会的废墟中破土而出，在新社会的改革风暴里迎风生长，最终绽放出护理百花园中夺目的花朵。

（陶莹　上海中医药大学护理学院中医人文护理教研室）

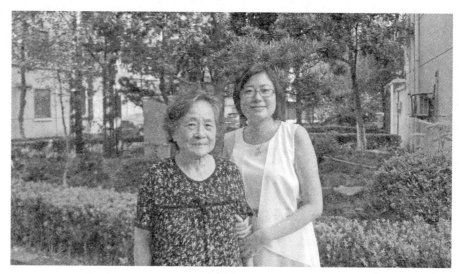

◆钱娴老师与她的学生

我只是个护士

在十六七岁的花季，我进入上海中医学院附属卫生学校学习，迎接我的除了幽深的校园外，还有我们的钱娴校长。虽然时光荏苒，物换星移，但至今我还记得钱校长看着我们时脸上那慈祥幸福的笑容。开学典礼上，她向我们作自我介绍："我只是个护士。"这句话给了我很深的触动，护士这一职业的伟大和神圣感就此深入了我的心中。

毕业后我成为曙光医院的一名护士，在我成长过程中身旁的人总会提及钱老师。医生们在说："钱娴是我们的老护理部主任，是曙光医院的元老，四明医院时她就在……"护士们在说："钱老师是我的老师，钱老师很关心我们，钱老师带着我们开展中医护理，我的第一篇论文是钱老师指导的……"每每听到这些，我都会自豪地说："钱老师是我的校长。"

二十多年后，我应邀踏上寻访中医护理前辈的旅程。作为学生的我，带着我的学生们又一次来到钱老师的门前，我的心里既有兴奋，还有一丝焦虑：这么多年没见，老师变了吗？她培养了这么多的学生，她还记得起我吗？最终我还是敲开了门，钱老师的女儿热情地把我们迎进去。一进屋我就认出了钱老师，一张熟悉而又陌生的面孔。我快步走到她面前握住了她粗糙但又温暖的手："钱老师，我是您的学生，您还认识吗？"钱老师看着我，像是在思考什么，缓缓地说："脸有点熟悉，名字记不起来了。"我赶忙自我介绍，并介绍了我的学生，学生挽着她坐下开始了访谈。我静静地坐在一旁看着，校长没变，她看着学生脸上幸福的笑容没变。但我们很快发现钱老师已经有很多事记不清了，包括自己的年龄，学生们焦急地看着我。我灵机一动，拿起手机拨通了钱老师教的第一届医训班学生的电话，然后把手机递给了钱老师。"钱老师，钱老师"，电话里传来一声声呼唤，我们在旁边听到钱老师说："邵芳，记得、记得，晓培，对对……"她一边讲着，眼睛亮了起来。我和学生们静静地听着，听着她们的回忆，听着她们的故事。

在我学习期间钱老师不是我的任课老师，但在教室里、在班会上、在操练时她随时出现在我们的身边，她询问我们的学习情况，向我们讲述她所热爱的护士专业。虽然只向这位老师学习了三年，但我受用一生。工作后，从同事那里了解到钱老师做了二十几年的护理部主任，为曙光医院的成立和发展作出了很大的贡献。钱老师还是中医护理开创者之一，她带领护士们开展中医护理技术，研究中医护理理论，努力使中医护理成为一个新的护理学科方向。在她的带领下，一大批中医护理人才脱颖而出。钱老师的一生经历了战争和动荡，可什么样的困难都没阻挡她带领学生前进的脚步。

每当有困难挡在我的面前时，我就会想到钱老师。她仿佛提着那盏永远明亮的灯，指引我前进的方向，给我前进的希望和力量。

（龚勤慧　上海中医药大学护理学院办公室）

苦不入心，生命自芳华

北宋哲学家张载说过："富贵福祥，将厚吾之主也，贫贱忧戚，庸玉汝于成也。"在采访吴霞老师、李雅琴老师和蒋少芳老师之后，我们了解到钱娴老前辈一生历经坎坷，克服重重困难，战胜种种挑战，于平凡处立先锋，于苦难中显坚毅。

知易·行难

在曙光医院，身为护理部主任的钱老审时度势，重视中医护理的发展，强调辨证施护的重要性。这一点在当时的医疗环境下是难能可贵的。20世纪60年代，中山、华山等西医医院在上海医学界起主导作用，影响力较大，而当时中医医院在医疗护理方面处于起步发展阶段。曙光医院是以西医为主的第十人民医院和以中医为主的第十一人民医院合并后形成的中西医结合医院，自然而然要求发展中西医结合的护理技能。钱老原是以西医为主的第十人民医院的护理部主任，对于中医护理方面并不了解。但是困难只能吓跑懦弱的人，钱老在面对难题时并没有望而却步，反而是知难而上。《尚书》有言："非知之艰，行之惟艰。"或许，在钱老之前已经有人意识到发展中医护理的重要性，却没有勇气或决心去做，而钱老做到了。因为在面对新的挑战和困难时，钱老敢于作为，勇于实践，做"第一个吃螃蟹的人"。在学习护理专业知识时，护理专业学生可以很清楚地了解到扎实的护理理论和娴熟的临床技能的重要性，但是要做到这一点却并非易事，需要经年累月的积累学习和持之以恒的反复练习。钱老的经历告诉我们，战胜困难需要行动的勇气，成功的路上需要克服自身的惰性和懈怠。

思变·创新

从钱老的学生蒋少芳老师那里我们得知，钱老当时非常强调辨证施护，做了很多相关的课题，主要是研究中医护理。细致到针对每一个病房、每一个病种，制定一系列中医护理常规，其中经过临床考验的已成为曙光医院现行的中医护理常规。钱老和各科室的护士长一起讨论，从多方面考虑，制定了这些护理常规。《周易》有曰："穷则变，变则通，通则久。"当我们遇到困境的时候就应思变，学会创新，突破瓶颈，解决难题，从而超越自己，提高能力。在学习过程或未来的职业生涯里，护理专业学生或多或少会遇到不同的挑战，有时候没有前人的经验基础，没有既定的方法可循，就要像钱老一样在"穷"处思变，用新的思维方式去思考，用新的工作方式去改进。在采访过程中，我被钱老这种穷则思变和开拓创新的精神所感动和鼓舞。现在看来，那些常规是中医护理发展过程中的一个重要突破，为现在曙光医院中医护理的发展打下了坚实的基础，为中医护理领域研究开创了先河，更重要的是为无数身心疾苦的病患带来了福音。钱老领悟"穷则变，变则通，通则久"的真谛，以足够的智慧和创新的思维引领护理人员开始在中医护理这片荒野上"开垦耕作"，播撒"辨证施护"的种子。有些时候，护理专业学生处于困境时容易钻牛角，一直往死胡同里走，可能会越陷越深；如果换个角度去想，向钱老学习那种"穷则思变"的精神，相信不远处就是"柳暗花明"了。

苦难·升华

李雅琴老师告诉我们，以前只有西医的护士学校，中医没有护士学校。上海中医药大学以前是中医药学院，当时没有护士学校，后来开设了中医护士学校，因此需要有一位资历深厚、德高望重的老师来担此重任，便请了曙光医院的护理部主任，也就是钱娴老师作校长。当苦难成了历练，也成为人生升华不可磨灭的积淀。唐代诗人黄檗禅师有诗云："不经一番彻骨寒，怎得梅花扑鼻香？"钱老犹如枝头上的梅花，在经历"彻骨寒"之后，终于迎来了"扑鼻香"。《孟子》有论："故天将降大任于斯人也，必先苦其心志，劳其筋骨，饿其体肤，空乏其身，行拂乱其所为，所以动心忍性，增益其所不能。"每一名护理专业的学生在成为优秀的临床护理人员之前都会经历一些苦难与磨炼，包括很多大大小小的考试与通过各种各样的考核，尤其是在实习过程或刚进入临床工作时，临床工作的压力与挫折接踵而来。像钱老这样优秀的护理前辈想必也是这样一步一步地走过来的，克服重重苦难，战胜种种挑战，现在才能如此受人景仰。因为她们知道，只要苦不入心，生命就会因它的锤炼而更加坚韧，人生就会因为它的洗礼而更加精彩。

追忆过去，钱老心中暗含多少辛酸与苦楚，其中滋味想必只有当事者才能体会。而我们在阅读钱老往事的同时，或许我们可以受到启发。"古之立大事者，不惟有超世之才，亦必有坚忍不拔之志。"可见一个人要有所成就，是必须要经历一番磨炼的。但是这个过程往往很长很苦，就像马拉松，头几公里多数人都能跟下来，越到后来人越少，最后的胜者只有寥寥数人。人生道路上亦是如此，我们身处困境时仍不忘微笑，要懂得苦不入心。因为只要苦不入心，生命自芳华。

（傅长流　上海中医药大学护理学院2011级护理本科）

一沙一世界

这次采访钱娴老前辈受益颇丰的同时，我也觉得非常感动，非常震撼。这位时时刻刻都严格要求自己、教导学生的老前辈，是传授知识的良师，是关爱学生、照顾同事的益友，亦是发掘学生潜力的伯乐。日复一日，年复一年，她通过自己的一言一行，以身作则，用自己的执着、坚持与努力，彰显了自己独特的精神面貌与人格魅力。

采访过程中，给我印象最深刻的是钱老师对细节的重视，那种态度已经渗入血液，溢出的正能量默默地感染着每一位来访学生。老子曾说过："天下难事，必作于易；天下大事，必作于细。"汪中求曾说过："大礼不辞小让，细节决定成败。"

细节来源于态度

采访中我们发现，钱娴老前辈敬业爱岗，做事踏实。当时医院强调辨证施护，钱娴老前辈夜以继日地潜心研究，在辨证施护方面做了很多课题。每个课题都十分详细，甚至细致到针对每一间病房、每一位患者、每一种病种，即使一种非常普通、简单的治疗，都会有极其详尽的护理计划。钱娴老前辈的这种精神是难能可贵的。

大学学习并不仅仅是简单的知识接受的过程，更多时候需要我们自己去主动研究和发现。无论是在现在的学习中，还是在将来的工作中，从事各项研究活动对我们来说，是培养辩证思维、锻炼实践能力的必经之路。课题研究是一个烦琐而辛苦的过程，需要全方位、多方面、多维度地思考问题。我们一定要多一点耐心，认真考虑每一个细节。把握住细节，有时会让我们在研究中少走很多弯路，甚至有些细节会成为一个项目成败与否的决定性因素。

耐心细致不仅仅在研究中不可或缺，在护理实践中更重要。护理操作质量受多方面因素的影响，而每一方面又是由许许多多的细节构成。首先我们要认真执行"三查七对"制度。每一查、每一对都是细节，每一查、每一对都关系到病人的安危。如平时操作时药物的双人核对，手术室物品的清点与器械的管理等，临床将手术器械遗留在病人腹腔导致器官破裂出血或是将棉球遗留在病人体内等医疗事故，等等，都是值得我们注意的，有时候，1%的错误也会带来100%的失败。即使是普通、简单的问题，我们也要像钱老前辈一样认真对待，不轻易忽略。同时，我们要注重自己护理行为与语言的规范。这些小细节的加入会使得你的护理操作更有安全感、美感和亲和感。

细节来源于习惯

在采访过程中，钱老有意无意地会看自己的手表。对这一细节性动作，我们非常好奇，询问其原因。她不好意思地说："习惯了，改不掉了。临床时间观念很重要啊！"

临床护理工作平凡而烦琐，服务对象千差万别。对时间的细节性关注很有必要。准确地认知时间，科学地支配时间，将时间、质量紧密结合，能在有效的时间内为病人提供高质、高效的服务，最大限度地满足病人的要求。如在对糖尿病患者进行护理时，需要准确掌握标本采集的时间（在采集空腹血糖标本时，应在8小时没有能量摄入的情况下进行测量，一般在凌晨6：00—8：00为宜、血糖监测时间、定时用药时间、胰岛素保存时间等。护理时间的准确把握，是护理质量的有效保证。不仅仅是糖尿病患者，护理其他很多患者，特别是ICU患者时，时间观念也非常重要，稍有疏忽就会直接影响治疗效果，甚至危及患者生命。只有牢固树立严格的时间观念，才能达到事半功倍的护理效果。

细节来源于生活

"她特别注重自己的着装，她的仪表总是很好，给人的印象总是很美，很干净，特别舒服。"钱老师的学生给予她高度的赞扬和评价。采访结束后，我们希望和钱娴老前辈合影留念，她特地让女儿找了一件新衣服换上，并很自然地认真拉好衣领、扯平衣角。这些都让我们非常感动。

衣着穿戴整齐是一个再平常不过的细节，也是医护人员职业素质最基本的表现。从局部来看，它仅仅涉及我们自身；但从整体来看，它体现的是医院的一种精神风貌，反映的是医院的特有文化。衣着穿戴整齐会增加患者的舒适感和安全感，拉近护患之间的距离。所以，我们要尽力把最美好的一面展现给患者，展现给每一位与我们接触的人。

有学者曾说过："细节并不是'细枝末节'，而是用心做事，是一种认真的态度和科学的精神。"所以，无论做人还是做事，都要注重细节，从简单的事情做起，从细微之处入手。一点点进步，一点点努力，那就是一种成功。

（孟刘晶　上海中医药大学护理学院2011级护理本科）

师生之谊

有如每一夜明朗星空的璀璨昭示崭新一天的明媚，同行前辈们的光芒总能在不知不觉中给我们以启迪。钱娴老前辈不仅是位"护理先锋"，更是大家公认的好老师，她的教育生涯对我们立志成为护理老师的同学而言更具有启明星一般的意义。

护士学校成立，资历深厚、德高望重的钱老前辈应邀担任校长。她对教育的重视及严谨的态度一直陪伴着学生们的成长，兢兢业业，恪尽职守，直到退休。

言传身教，传递正能量

执教期间，她既十分严格又平易近人，以她严谨的教育作风鼓舞着历届学生对自己负责、对科学负责、对生命负责。在这些方面，她一向严格要求自己和自己的学生。在采访中，一位学生这样描述钱老师："人很实在，好就是好，不好就是不好，实事求是地待人、做事。"而这些带给同学们的影响则是"我也是像她这么做人"。作为学生，我们深知老师的言行举止对我们的影响，小至作业格式，大到人生态度。试想，一名经常迟到的老师怎么可能去要求他的学生做到不迟到、不旷课？一个做事拖沓的老师又怎么能去催促学生按时上交作业呢？如果你想成为一名好老师，那么严格要求自己是必需的，只有自己做到了，才能传递给他人以正能量。做老师如此，做人亦如此。

善解人意，深得"同学心"

尽管严格，但钱老师不会引来同学的不满情绪。原因在于钱老师严得可爱，严得真诚，严得平易近人。钱老师是个心思细腻、考虑周全的人，尽管只是自己的学生，她也不曾有半点忽视。她的一位学生向我们讲述了有一件让她记忆犹新的故事，事情的经过是这样的："我当时正处于你们现在的年龄，有一次我们偷偷溜到八仙桥一个很热闹的地儿去买排骨年糕、肉丝面之类的小吃，这些在我们那个年代已经堪称是绝对美味了。但当时学校管理很严，不让我们出去的，当晚我们出去回来时不巧被门卫发现了，把我们溜出去的事告诉了我们班主任和校长，我们当时真的是吓坏了，以为会面临极其严厉的批评。然而，令我们意外的是，钱老师知道后没有气愤地批评我们，而是以一种平易近人的语气向我们表示她很理解我们。她说：'你们现在没在父母的身边，又是刚从农村来到大城市，肯定不容易，不过呀，你们若是就这样自己跑出去了，若是出了什么问题可怎么办？'她语重心长地劝诫我们，把我们的安全问题提到第一位，我们也认识到了问题的严重性，后来也就很听话。"

在这些学生的眼中，他们之间是没有代沟的，她很关爱学生们，学生也深爱着她，他们相处得很融洽。生在当代的我们，也有过多年的求学经历，在这段路上，不论是命运安排也好，偶然相遇也罢，或许碰到的老师已经很多。在对这些老师的回忆中，有的老师让我们每逢提及便会心生敬仰，有的老师我们甚至连名字都记不起。而在教与学的共处中，能与学生打成一片，深入"民心"的老师又有几人？钱老师她做到了，而且做得很出色！她用书本以外的人际沟通技巧化解了与同学之间一个又一个的矛盾。作为老师，她善解人意，从来不用粗暴的教育方式。她用严格管理预防错误的产生，用平易近人的行动软化同学们的内心，即使是在批评中，话语间仍旧渗透着关爱与理解。

细致入微，练得"好眼力"

作为老师，尤其是班主任或辅导员，为了丰富大家的学习生活，总免不了要动员学生参加一些活动，不管是班级的、学校的抑或是市级、国家级的。班级里有积极的学生还好，但毕竟是少数。遇到不积极的同学，或是同学们对老师的某些做法不看好，报名的同学数量不达标，显示出班级同学积极性差，这些都是老师经常碰到的问题。每每这个时候，老师难免会为此而感觉头大，有时甚至绞尽脑汁动用各种办法去达成目标。钱老师在这方面却没有感到那么吃力，她是怎么做到的呢？一位学生向我们讲述了她在这方面的亲身经历："当时我们医院里每逢节日就会开展文娱活动，每当那个时候就要组织部分学生上台表演节目。我们班也由钱老师负责组织。临近节日，钱老师要选一些同学上台表演。一天她就把我们大伙儿召集到一起问：'你们谁有这种唱歌跳舞特长的，代表我们班级出来表演一下。'当时我们都低头没人回应她，她就说了：'既然你们都不说，我就来找找！'她后来就很亲切地喊了我的名字，喊出的却不是全名，只喊名字的后两个字，她说'你肯定是以前跳过舞的'。后来她又以同样的方式选了几名同学。然后她又把我拉到一边，很亲切地跟我说：'这方面（跳舞）我看中你了，你呢学习不要放松，同时我们也要把文娱活动办起来，那我今天就指定你，你看看行不行，为我们班级也要付出一点。'当时我能感觉到慈祥的老师对我满满的期许，这使我无力拒绝。就这样我同意了。我们被选去参加比赛的有十个左右，虽然我们之前也没有表演过，但是最终表演得很好。我想她挑人的好眼力源于对我们日常生活的关注，她经常深入我们的生活，甚至在课后到我们班级里来，和同学们很热情地沟通，讲她很会煮东西，甚至问我们喜欢吃什么之类的问题。"

　　生命价值从不以生命的长短来计量，尽管钱老师在退休之前只从事过一段时间的教育工作，但她与学生们之间的和谐美好的故事却不是三言两语能讲得完的。在访谈她几位学生的过程中，我们原计划的访谈时间安排总是会在她们兴奋的讲述中不由自主地"超时"。

　　很多人，或许在小时候就在心中埋下了希望的火种，立志将来能成为一名优秀的老师，也曾通过实践潜心钻研课题，时刻践行着自己当初的承诺。可是，真正兼顾教学与育人的老师又有几人？很多时候，我们听到的某某名师确实是名副其实的科学泰斗，但当提及他们与同学之间的情谊方面呢？通常都是四十分钟的课堂时间与同学面对面，有的老师甚至从来不安排有课堂互动环节，更别提课下去亲近同学了。作为学生，我们去听这些老师的课的理由，恐怕也只有演讲部分的精彩了。倘若教师在执教过程中多融入一些人为关怀，对同学们多一点关爱，我想，同学们自然就会亲近于你，师生之谊也会长久不衰。于老师而言，经手的每一批同学都将成为朋友，这又将是怎样丰厚的一笔人生财富呢？钱老师的执教经历给我们上了很有教育意义的一课，值得教育工作者和那些即将奔赴教育之路的同学们去思考，去借鉴。

（刘智慧　上海中医药大学护理学院2011级护理本科）

遗忘与记住

　　穿过四季的阳光，透过岁月的风雨，玉兰花香弥漫在春天的盎然与朝气中。一路走来，一路播撒关爱生命的热情与执着。护理前辈们以他们博大的胸怀、无私的精神、专业的技能，传递着对生命的尊重，谱写了一曲曲激越而高昂的天使赞歌。

　　2013年10月，我成为幸运的学生之一，能够在学生时代与钱娴老师进行面对面的交流访谈。和我结伴的同学都以为老师的晚年应该是殷实而富足的，当我们走进她的生活后，发现她其实过得平凡而幸福。很多往事对于她来说已经被渐渐遗忘，对于我们却愈发的清晰了。

遗忘自己

有一分热，发一分光。——鲁迅

　　钱老师一见到我们，脸上就洋溢着满满的笑容，那种笑容让我每次想起都有一种幸福感。她的家已经在子女的安排下装修得焕然一新了，紧凑的一居室让这位独居老人过得很自在。来之前，我们就知道老师的身体已经没有以前那样硬朗了，思路和语言上有时也会有些糊涂。但是那种对学生细腻的疼爱总能在她不经意的动作中被我捕捉到。她喜欢握着我的手娓娓道来。

　　"老师，您是怎么考虑自己在工作上的调动的？"年轻的我们总认为当工作已经成为一种习惯就不适应岗位的调换了。

"每一个岗位都有它存在的意义，我能够被信任，来担任大学里的院长，就要认真地对得起这份信任。如果过多考虑到自己，就不会做好任何一件事。"

她可以淡化自己的利益，却始终记得要肩负的责任，做最好的自己。

遗忘悲伤

有一种健忘是高贵的，就是不记旧恶。——赛蒙兹

波折的命运让钱老师的身心都很疲惫，一个人拉扯几个孩子的艰辛不是我们能够体会的。当改革开放的春风吹入家家户户，钱娴老师如愿地与丈夫复婚了。"生活总是会在你最惬意的时候戏弄你。"当一切恢复平静的时候，她的丈夫却因为疾病早早离世……

我钦佩她的坚强，总是用微笑来替代抱怨。她总是反复念叨："我是一个人住的，我能够自己照顾自己。"每每听到这几句话，我总是有心灵的触动。她把这种独立、不依靠不麻烦他人的行为作为一份骄傲，而我却在为她的孤独而感到心酸。从事护理工作几十年，她在不断照顾别人的过程中总结了经验，能够非常自如地照顾好自己，减少子女的负担。她的博爱和善解人意默默地感染着每一个人。同时她那种看淡生命疾苦、认真生活的态度也值得我们追随。

遗忘荣耀

淡泊以明志，宁静以致远。——《淮南子》

钱老师的女儿告诉我们，老师曾经与周恩来总理的妻子邓颖超合过影，那是中华护理学会上海分会召开第三次会员代表大会成员的合影。我们都想一睹这张照片，但因为房子刚刚装修过，很多材料在搬迁的过程中有所流失。在钱老师女儿的努力搜寻下，我们终于看到了这张泛着前辈光芒的黑白照片，照片有50厘米长，我们在人群中寻找着钱老师的身影。那时钱老师是短发，干练的外表透露出工作能力和专业素养。

　　我们问钱老师："老师，您还记得曾经获得的这些荣誉吗？"她含笑告诉我们："我已经老了，脑子也不是很清楚了，有些事情记得，有些事情会遗忘。对于荣誉，我没有那么看重，有些奖状随着我年龄的增长、记忆力的衰退，都不知道丢哪里去了。"

　　老师依旧笑容满面，丝毫没有因为那些奖状的遗失而失望。很多年轻人总觉得自己付出了就要有回报，就要被认可。护理是一份需要沉淀的职业，在这个过程中我们只有索取得越少才能收获得越多。

记住美好

> 你忘记了已去的岁月，你是夕阳下盛开的花。

　　夜幕临近，我们打算和钱老师告别。大家兴致很高，便要求在楼下合影留念。钱老师认为自己穿得不够好看，执意要女儿找一件得体的衣服换上。来到楼下，钱老师拥抱了我，她很高兴护理事业有我们这些年轻人传承和发扬。我站在左边，搂着钱老师的手臂，相机将这一刻锁定成美好的回忆。

记住前辈

> 你的昨天是我们追忆的影子。

　　记得曾经有位哲人说过："我们作为历史长河中的旅人，上船时既然得到了前人书的赠礼，就该想到也要为下一班乘客留点东西。"前辈们留给我们的精神也将在我们这些年轻的护理工作者手中代代相传，燎原不断。

　　钱老师的采访已经结束，我有时候会想起夕阳下这位老人慈祥的微笑，那笑容像含苞待放的花儿，为生命而礼赞。这种美，是能够让人忘却一切的。这种美，也是能够让人永远记忆深刻的。

（沈瑜芸　上海中医药大学护理学院2011级护理本科）

附录 上海中医药大学附属曙光、龙华、岳阳医院基本情况

【曙光医院】

上海中医药大学附属曙光医院是一所沪上的百年老院，三级甲等综合性中医院，位列上海十大综合性医院之一，也是全国示范中医院。其前身为四明医院（后改建为市第十人民医院）及市第十一人民医院，1960年两院合并为上海中医学院附属医院——曙光医院。首任院长：吴涵秋先生。

目前医院拥有东西二部，核定床位1200张，开放床位1320张。东部位于浦东张江高科技园，投资6亿元，占地160亩；西部毗邻淮海公园，占地28亩，是一所融现代建筑与传统特色为一体的园林式医院。成立于2001年的曙光医院集团目前已有10余个成员单位。2008年被批准成为"国家中医药管理局国际交流合作基地"。现任院长：周华教授。

医院中医特色显著，优势突出，现拥有7个国家中医药管理局全国重点专科、1个国家中医药管理局基地、1个国家中医药管理局全国重点学科、7个上海市重点中医专病专科、1个国家教育部重点学科、2个上海市教委重点学科、1个上海市临床医学中心、15个中医医疗协作中心，设有全国中医院医疗质量监测中心和上海市中医医疗质控中心。医院拥有7名上海市名中医、24名曙光名中医、18名曙光高级中医师，在充分发挥传统医学优势方面，形成了"名中医挂帅、高级中医师当家"的曙光特色。

曙光医院中医护理团队创建于20世纪60年代，汇集了吴霞、李雅琴等

全国著名中医护理学家。历任护理部主任：李文英（1953—1961）、徐修荣（1961—1978，1953—1961任副职）、钱娴（1978—1983，1960—1978任副职）、吴霞（1983—1987）、李雅琴（1989—2000，1986—1989任副职）、王珏（2000—2001，1995—2000任副职）、叶如美（2002—2003，2001—2002任副职）、张雅丽（2003—　，2001—2003任副职）。

曙光中医护理在全国具有较高的学术地位，拥有国家中医药管理局"十二五"重点学科（中医护理学）、国家中医药管理局"十二五"中医护理重点专科培育项目（臌胀病、肾衰病、腰痛病），是国家中医药管理局（中风病、臌胀病、外痔、黄疸病）中医护理方案协作组组长单位、国家中医药管理局（腰突症、肛痈）中医护理方案协作组成员单位。2013年被上海市卫生局和上海市护理学会确定为"中医护理技能规范化实训基地"，在全市中医护理技术规范化、标准化的操作培训和推动中医护理技术的广泛应用上发挥着积极的作用。同年，曙光护理又在上海市卫生计生委组织的全市中医医院"上海市中医护理分中心"组长单位的擂台角逐中获得了成功，并在提升全市中医护理管理组织标准化、中医护理管理制度规范化、中医护理质量控制制度化和中医护理管理培训常规化方面发挥着不可取代的引领作用。

近5年来曙光护理获各级科研课题35项（其中在研科研课题16项），科研经费累计80余万；核心期刊上发表论文100余篇；主编、副主编著作共19部；获得了国家级专利15项（发明专利5项，实用新型专利10项）。其中"虚胀方和实胀方消胀散巴布剂脐敷辅助治疗肝硬化腹水"发明专利已实现成果转让180万。曙光中医护理在本领域具有国内先进水平，科研成果已达到国内先进的水平，所主持的科研项目获中华护理科技进步奖三等奖、中华中医药科技进步三等奖和上海市护理科技进步二等奖等奖项11项。

（上海中医药大学附属曙光医院护理部　张雅丽　章丽丽）

【龙华医院】

上海中医药大学附属龙华医院成立于1960年7月，是全国最早建立的四大中医临床基地之一。首任院长：李静华。现任院长：肖臻教授。

医院坚持"名医、名科、名院"的发展战略，走中医为主、中西医结合的道路，已成为集医疗、教学、科研为一体，中医特色鲜明和中医优势突出的全国著名中医医院、上海市三级甲等医院。获上海市精神文明单位"十一连冠"；2007年被评为全国卫生系统先进集体；2008年被国家中医药管理局确定为国家中医临床研究基地建设单位；2009年成为国家教育部长江学者奖励计划特聘教授设岗单位；2012年在中医医院等级复评审中评审成绩位列全国三级中医医院首位。现任院长：肖臻教授。

总院位于上海市徐汇区宛平南路725号，分院位于浦东上南路上钢二村45号。两院占地面积共78.65亩，核定床位数1250张。医院中医特色鲜明，在中医药治疗恶性肿瘤、骨退行性病变、肾病、胆石病、风湿病、眼病、乳腺病、肛肠病、脾胃病、肺病、疮疡病等有显著的疗效；同时，医院有冬令进补膏方门诊、冬病夏治门诊、中医特色体验门诊等。有临床科室35个，医技科室7个，药剂科室3个以及心导管室、ICU、CCU、RICU、血液净化中心等，配备DR、CT、ECT、MRI、数字胃肠机等大型设备。目前拥有国家临床重点专科6个、重点学科3个；国家中医药管理局重点学科9个、重点专科及培育项目13个；上海市优势专科（专病）8个、上海市临床医学中心2个；全国老中医学术经验继承工作导师28名、上海市名中医21名、博士生导师36名、国家973计划首席科学家1名。作为海派中医流派传承研究主基地与分基地，龙华医院承担7项中医流派传承研究工作。

龙华医院的护理事业发展紧跟时代步伐，始终秉承"质量第一，病人至上"的服务理念，充分发挥三级护理管理体系的功能，积极开展从人的生物—心理—社会的整体观念出发的护理模式，坚持以中医特色为主体的中西医结合护理的发展方向。历任护理部主任：李文英（1960—1985）、彭佳珍（1985—1997，1978—1985任副职）、范燕萍（1997—2005，1987—1997任副职）、周文琴（2005—至今，1998—2005任副职）。

　　1993年医院在通过三级甲等医院评审时，龙华医院护理工作达到了省市级示范中医医院的要求。在2005年卫生部开展的全国医院管理年活动中，进一步健全质量控制各项标准以及病人安全管理的制度、流程，临床护理工作再次呈现新局面。护理部注重护理管理队伍的建设，不断强化各级护理人员的培养力度，培养了一大批临床优秀护理人才，形成了合理的管理、教学、科研人才梯队。护士先后荣获全国百名中医优秀护理标兵、全国卫生系统护理专业"巾帼建功标兵"、上海市"模范护士标兵"、上海市十佳护士、上海市护理技能竞赛技能标兵和技术能手等称号。护理团队荣获全国中医护理先进集体、"全国护理岗位技能竞赛"银奖等荣誉。呼吸科荣获卫生部"优质护理服务考核优秀病房"、全国第一批优质护理示范病房称号。

　　护理创新研究从开始的经验总结，发展到中医中药在基础护理中的应用研究；随着医学模式转变，注重病人全面康复，积极拓展中医护理技术的应用领域，逐步解决专科（专病）护理中的营养、睡眠、疼痛、情志、生活质量等方面的问题；在多项地市级科研项目支撑下，开展中医护理技术标准化研究、中医护理适宜技术推广项目等。先后荣获上海中医药科技奖二等奖、上海护理科技奖四等奖、上海市护理工作改进成果奖等荣誉。

　　建立了"知识与技术并重，传播与教育并重"中医医院特色健康教育模式；开设中医优势专科（专病）护理门诊，门诊量逐年上升。护理团队因此被评为"上海市卫生系统世博服务品牌奖创建集体"。与社区联动，开展慢性病中医护理服务，拓展专科护理服务领域。目前已形成肿瘤、骨伤、肾病、臁疮等优势专科（专病）。肾病、肿瘤、中医外科先后荣获"全国中医特色护理优秀科室"称号。多年来，在护理专业实习学生中开展了中医护理人文实训课程。护理部荣获上海市教育系统"巾帼文明岗"等称号。自2011年，护理团队先后承担国家中医药管理局"十二五"重点专科（护理）培育项目、国家中医药管理局"十二五"重点学科（护理）建设点增设项目，以及国家卫生部中医临床重点专科（护理）建设项目；受国家中医药管理局委托，作为协作组组长单位，承担臁疮、胃癌、糖尿病肾病、肝胆管结石急性发作期四个病种中医护理方案的制订。目前，也作为全国中医护理骨干人才培训基地、上海市中医护理技能实训基地等承担中医护理人才培养的重任。学科发展以护理学重点专科建设为契机，在传承与创新中，不断优化学科内涵建设。

（上海中医药大学附属龙华医院护理部　周文琴　吴冬春）

【岳阳医院】

上海中医药大学附属岳阳中西医结合医院（以下简称岳阳医院）于1976年年初正式建立，其前身为上海市公费医疗第五门诊部、上海市中医推拿门诊部、南昌路新针（截瘫）门诊部，三个单位正式合并成立的一所"以中医为主体，中西医结合的以针、推、伤为重点的综合性的教学医院"，隶属于上海中医学院。因为院址设于岳阳路45号，故定名为岳阳医院。首任院长：郑效文先生。

医院下辖针灸经络研究所、青海路名医特诊部、上海市中医药研究院中西医结合临床研究所、上海市中医药研究院推拿研究所、中医药大学岳阳临床医学院等附属单位，设有心内科、呼吸科、消化科、血液科、普外科、妇科、儿科等31个临床科室，8个医技辅助科室，核定床位900张，占地面积67.27亩，建筑面积7.88万平方米。现任院长：房敏教授。

上海岳阳医院是集医疗、教学、科研为一体的三级甲等中西医结合医院，同时也是上海市唯一一所由国家中医药管理局评定的全国重点中西医结合医院。1999年9月，成为上海首家三级甲等中西医结合医院；2003年，建设为国家中医药管理局重点中西医结合医院。

岳阳医院历任护理部主任：陆连英（1981—1990）、童莉莉（1991—1997）、陆静波（1997—　）。目前，医院护理队伍中本科学历者占护士总人数的29.2 %、大专学历者占护士总人数的59.79 %。2011年，岳阳医院获得上海市首批十佳"优质护理优秀医院"称号；2012年被评为国家中医药管理局"优质护理"先进医院。护理学科于2011年成为全国中医药管理局"十二五"重点专科（培育）建设项目及上海市卫生局中医护理达标建设项目，以中医非药物疗法的康复护理研究、中医危重症专科护理研究、人文护理为学科主要发展方向，形成了一支结构合理的学科建设队伍。护理学科获部局级以上课题35项，护理专利5项，国家级医院创新医院科技创新奖1项。2013年，获上海市医务工会"星光科技"一等奖、上海市卫生系统"护理技能大赛"能手奖1项；2014年11月还获得上海市卫生系统"护理技能大赛"标兵奖，护理部主任陆静波教授获得上海市卫计委第二届护理"左英奖"。

　　医院在学术交流、文献研究、教材编写等方面成果丰硕，主编国家规划教材4部，参编16部；成功申报"中医护理学"临床医学院精品课程1项。医院中医护理学科影响力较大，学科建设有充分的社会资源的保障。2012年，医院成为上海市"护士岗位管理"八家试点单位之一；2013年，医院护理学科继成功申报为全国中医药管理局"十二五"重点专科（培育）项目后，又成功申报为"2013国家中医药管理局临床重点专科建设项目"。2012年，岳阳医院眩晕病、中风后痉挛性瘫痪病房成为国家中医药管理局中医护理学重点专科建设组协作单位，同年完成中医护理方案撰写。2013年，"面瘫"成为国家中医药管理局重点专科组长单位；"虚劳""急淋"成为协作单位；同年，岳阳医院申报成为上海市护理学会中医护理技能实训基地之一，拥有上海市护理学会中医护理技能培训师21名，共接受全市二、三级综合医院中医护理实训学生49名。

（上海中医药大学附属岳阳医院护理部　陆静波　邵顼）

跋

因拙作《教师专业发展的叙事研究》，我有幸结识了一群可敬、可爱的中医护理人。

2011年，上海中医药大学教师发展中心开设了"叙事研究工作坊"，应魏建平主任邀请，我参与了教师培训工作，分别做了《什么是叙事研究》《如何撰写叙事研究成果》等四个讲座。

2012年10月，我再次应邀去中医药大学做讲座。讲座结束后，魏老师把李丽萍老师介绍给我："她是护理学院教授，正带领老师们撰写上海滩有名的中医护理专家的故事。"李老师很有书卷气，很平易近人。她谦虚地说，从当天的讲座体会到要做好叙事研究，必须多读书，有了理论积淀，才能选择有典型意义的事件，才能更好地进行叙事后的分析。那天晚上，我们一直在探讨怎样更好地编写《中医·护理·人文》这本书。

2013年5月，李老师邀请我到护理学院为研究团队做讲座《如何整理分析访谈报告》。这是一个朝气蓬勃、年轻美丽的群体。她们在讲座前先提出了很多有价值的问题。比如，访谈是否应该预设提纲？访谈关键词提炼是否围绕研究主题中的相关概念？研究概念是在研究初期提出吗？叙事研究的理论基础是不是在研究初期就应该确定？显然，这些问题不是随口提出，而是源自实践和思考，并且切中了定量研究与定性研究的本质。我们就这些问题进行了热烈的讨论。关于资料分析，我赞同这样的观点：

"一千个读者眼中有一千个哈姆雷特"，对同一份资料，不同作者的写作视角不一样；对同一篇叙事报告，不同的读者有不同的感悟和反思。基于此观点，我与大家分享了我是如何进行资料分析的——要反复阅读原始资料，并琢磨被访谈者的言外之意。任何理解都离不开研究者的个人背景，因此，对资料的分析在某种意义上也是研究者对自己的分析。资料分析系统化一般有类属分析和情境分析两种形式，它们互为补充。那天，护理学院的何文忠院长也来了。何院长十分关心这本书的进展，不仅在精神上、物质上鼎力支持，而且，他还亲自来到研究团队中间，与大家探讨相关问题。可以说，没有何院长的关心，这本书就难以出版。

其时，《中医·护理·人文》研究团队已经访谈并撰写了大部分专家故事。由于讲座中大家进行了充分的讨论和细致的思考，对叙事研究的概念和相关理论以及本书需要表达的主题也更加明晰，因此，研究团队重新审视已做的工作，抱着精益求精的态度，对书稿进行再次修改。

2013年8月，李老师与我进行了更进一步的探讨，并有了新的想法：第一，根据"人文"这一关键词的内涵，明晰六位专家的"属性"；第二，尝试把专家特征与中草药特性相结合，凸显中医特色；第三，考虑到学生是本书的主要读者群，在教师作品后面加上学生的文章。

2013年9月，研究团队陆续完成了初稿。我打开邮件，看到的是一遍遍不同颜色、不同字体的修改。可见，她们已经花费了巨大的心血。我一页一页地认真拜读。中医护士的专业素养和职业自豪感深深打动了我——她们是护理战线不可替代的专业人士！感动之余，我也不忘从写作角度提出了"仅供参考"的建议。如：教师叙事中，标题之间要有关联，议论部分既要点评和概述专家特色，又要体现时代气息；学生叙事要去掉口号式的直白议论，扣紧所写专家的特点，从学生的视角呼应主题。

随后，研究团队又进行了艰苦的补充访谈、修改稿件。2013年12月，她们再次完成了修改工作。我建议李老师把稿子给不同年级的学生以及相关人员阅读，毕竟，书是写给他们看的。事实上，大家的反馈对调整研究团队的视角和再次修改稿件的思路产生了重要影响。

有学生问："为什么专家故事不是一气呵成，而是加入作者的议论？"这涉及"叙事研究是否需要理论分析"。对这一问题，学术界已有足够讨论，一般认为对所叙之"事"进行分析与解释，在很多情况下是必不可少的。叙事报告既要有对故事细致入微的描述，又要有洞悉事件的深刻阐释；既要把日常现象详尽地展现在读者面前，又要解析隐藏在现象背后的本质。这不仅是叙事报告不同于小说之处，更为读者挖掘故事蕴含的意义和价值提供了参考和观照。

还有学生问："大道理是否适合今天的年轻人？"《辞海》对"大道理"的解释是"重大的原理和理论"或"脱离实际的空洞理论"。很显然，学生的意思指后者。叙事报告的特征之一是寓"大道理"于鲜活的故事中。比如，吴霞老师刚工作不久，有一天中午发药，三床的张老伯忽然用拐杖敲着她的后背说："快把我的药给我！"这个举动会让任何人都不舒服，但是，吴霞老师克制住自己的情绪，她自言自语说："他们是病人。"后来张老伯主动道歉了。对护理学院的年轻学生来说，在将来漫长的职业生涯中肯定会遇到类似张老伯这样的病人。与他们大吵一场，还是采取其他方式？"护士的隐忍意味着她们需要放下身姿，牺牲一些个人利益，然而，其结果赢得更高的职业荣誉。"短短几句话概括出"隐忍"与"职业"之间的关系。这不是大道理，而是吴霞老师的故事给读者的水到渠成的启示。正因为吴霞老师正确处理了医患关系，以"隐忍"化解矛盾，她日后才获得了那么多的赞誉，成为中医护理的楷模。我想，这个关于"隐忍"的"大道理"，学生是会入耳的。

写一本书不易，反复推敲，几易其稿，个中艰辛和点滴成长值得欣慰。访谈过程是了解另一个灵魂的过程，是学习她们为人成事的过程。记得多年前进行叙事研究，我访谈了几位优秀教师，他们的高尚境界和实践智慧一直感染着我，在后来的工作中，我也力求做像他们那样的人。读本书时，我也时时感受着研究者们的成长。有的编写老师说："护士面临的巨大工作压力和医疗环境的暴力事件，对学生造成了巨大冲击，使学生对这份职业的认同度降到了最低。寻找先行者的身影和轨迹，传输榜样的力量与精神，让护理之仁美得以传承，照护的人性光芒点亮病家心灯，这成为我们写作最大的动力。"朴素的话语不仅道出了写作意图，更说明他们试图通过叙事研究向学生传道、授业、解惑，用真善美感染学生，坚定其职业信念。我也看到学生对专业基础知识有了更明确的认识和要求："中医护理在未来的医学领域有很大的发展空间。加强对于中医基础知识的学习，包括中药、方剂的组成、主治、功效，是本科生必修的基础知识和技能。"有学生深受前辈感染："我马上就要进入临床实习了，也因此对护理职业有无限美好的期待。我……要倾尽自己的力量，照亮病人的生命。"这样的文字比比皆是，恕不一一列举，但见微知著，师生双方通过访谈护理专家、思考、写作，从而获得的专业成长跃然纸上。

　　我真的很幸运，见证了这本具有开拓价值的中医护理人文著作的诞生历程。虽没有亲自走进老一辈中医护理专家们的工作和生活，但读文本如身临其境。研究团队娓娓道来的是老一辈护理专家对事业的赤胆忠诚和极致追求，是对祖国传统文化的传承和光大，是对病人和同事的无限关爱，是对亲人的付出和愧疚。这些平凡故事的字里行间，闪烁着热爱、执着与创新，发人深省，感人心怀，值得每一位读者细细回味，并把这种人文情怀迁移到自己的工作岗位，为实现中国梦贡献一份平实的力量。

仲丽娟（上海中医药大学教师发展中心客座研究员）

2014年9月11日于上海徐家汇

后　记

　　前不久，我们学院组织编写的《中医·人文·护理》书稿初步完成，由我来写后记，这对我来说是头一回，内心不免忐忑，但我们编写团队所有成员的热情与期待鼓舞了我。

　　我一直随身携带书稿，闲暇之余不时翻阅几页，更多时候，是晚上坐在书桌前细细琢磨。想得愈深，我的情绪愈加难以平静，我觉得自己真有很多的话想与读者们分享。

　　读本冠名为《中医·人文·护理》，这是经过编写团队仔细斟酌的，无疑是中医药院校护理专业人才培养的三个核心要素，即护理为主体，中医与人文为特色，相得益彰，亦与十余年来逐渐形成并已成为全院共识的"一体二翼"护理专业人才培养目标一脉相承。

　　本书整体构思不落窠臼，编写体例匠心独具，各级标题精心设计，文字亦很有亲切感，少了一般教材专著的严肃，多了几分促膝谈心的温馨。更为重要的是，所有编写成员均是利用业余时间，通过叙事研究方法收集整理大量一手资料，爬梳剔抉，夹叙夹议，娓娓道来，引导读者在潜移默化中感受护理前辈们的人文护理情怀，引导其能更好地理解和思考护理人才的培养以及事业的发展。正如编者在前言中写到的，写作便是教育，读本的编撰过程就是中青年教师自我教育、自我成长的过程。

　　本书中每一位主人公的故事既可独立成篇，又在一条清晰的主线下形成完整的编写体系。这条主线，我认为正是我们护理教育工作者的共同思考，即如何成长为一名中医护士，如何在现实社会的背景下引导学生热爱生命，热爱护理，独立思考。我相信，不同读者、不同角度的解读会赋予读本更为强大的生命力，更为关注大学教育的本质。

写到这里，我不禁回想起十余年前在医院实习及工作的情景，作为一名年轻医生，主要是在病房做实习医生与住院医生。可以说，除了科室主任与上级医师，我的老师还包括与我共事过的护理同仁们。虽然我不曾有机会与六位护理前辈们共事，但是她们的人文护理精神已经内化成为无数护理人的人生价值与事业追求，而将此不断传承与发展，这也是本书编撰的初衷之一。

不揣粗鄙，是为后记。

林勋（上海中医药大学护理学院院长）

2014年9月于上海